\エキスパートが答える/

Dr.小川の
傷 や 傷あと 治療 Q & A

著 小川 令

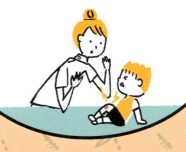

南江堂

序文

　本書を手にお取りいただき，誠にありがとうございます．本書では「傷や傷あとの治療」をわかりやすく解説しています．一般の方から医療従事者まで幅広くご一読いただければと思います．

　長い間，命を助けることが目的であった医療も，昨今の医療技術の発展により次のステージへと進もうとしています．それはいかに生活の質（quality of life：QOL）を高められるか，というチャレンジです．全身の熱傷で命は助かったものの，退院してから機能的な問題で仕事につけない，整容的な理由で人前に出られない，心の問題で引きこもりになってしまった，という状況は，何としてでも改善しなければなりません．命の次の，機能・整容・心の問題を真剣に考えるべき時がきたのです．

　このようなQOLの改善に力を入れてきたのが「形成外科」です．狭義の「形成外科」は先天異常の外科，唇裂・小耳症・合指症など先天的なマイナスをゼロに戻す治療です．「再建外科」とは熱傷や外傷，がんや糖尿病などの疾病で失った組織を作る，すなわち後天的なマイナスをゼロに戻す治療です．「美容外科」は医学的には正常なものをプラスにする医療です．これら三つの科は，来院する契機と患者の気持ちがまったく異なるわけですが，マイナスからプラスまで整容・機能の獲得を目的とする「理念」そして「手術手技」が共通なので，広義の「形成外科」としてまとまっているわけです．このような「形成外科」の登場で，「いかに正常に近い機能を再建するか」「いかに傷をきれいに治すか」「いかに外観で悩む患者の心に寄り添えるか」といった問題が明らかになり，そして世界中の形成外科医がこれらの目的に向かって日々，臨床・研究を行っています．

　本書をお読みいただき，「傷や傷あと」がここまで治療できるようになったのか，とご理解いただけましたら嬉しく思います．新たな時代のニーズに応えた医療を開拓すべく，読者の皆様とともに頑張ってまいりたいと思います．最後に，本書の企画から出版までご尽力いただきました南江堂の杉山由希さんに心より御礼申し上げます．

2019年3月

日本医科大学形成外科学教室　主任教授

小川　令

目次

1. 傷の診断

- **Q1** すぐ処置すべき傷と待つべき傷がある？ …… 2
- **Q2** 命にかかわる傷がある？ …… 4
- **Q3** 新しくできた傷と注意点は？ …… 6
- **Q4** 古くからある傷と注意点は？ …… 9
- **Q5** 傷の汚染と感染は違う？ …… 11
- **Q6** 手術した傷が感染することがある？ …… 13
- **Q7** 手術した傷が感染する原因は？ …… 15
- **Q8** 傷はどのような経過で治る？ …… 17
- **Q9** 傷の治り方にはどのような違いがある？ …… 21
- **Q10** 組織は再生する？ …… 23
- **Q11** 傷の治りをわるくするのは何？ …… 25
- **Q12** 糖尿病で傷の治りはわるくなる？ …… 27
- **Q13** 下腿の潰瘍はどのように診断する？ …… 29
- **Q14** 褥瘡はどのように診断する？ …… 31
- **Q15** 傷から院内感染することはある？ …… 33

2. 傷の治療

- **Q16** 消毒薬はいつから使われ始めた？ …… 36
- **Q17** 消毒薬はどのように使う？ …… 38
- **Q18** ポビドンヨードとは？ …… 40
- **Q19** 洗浄と消毒の使い分けは？ …… 42
- **Q20** 傷は湿っていたほうがよい？ …… 44
- **Q21** 湿潤療法の適応は？ …… 46
- **Q22** かさぶたとは？ …… 49

Q23	指を切ったときの処置は？	51
Q24	動物に噛まれたときの処置は？	53
Q25	クラゲに刺されたときの処置は？	55
Q26	しもやけとは？	57
Q27	凍傷とは？	59
Q28	凍傷の治療は？	61
Q29	日焼けとは？	63
Q30	熱傷と凍傷の違いは？	65
Q31	熱傷はどのくらい冷やせばよい？	67
Q32	要注意のやけどは？	68
Q33	なかなか治らない傷には何をする？	70
Q34	傷の塗り薬の種類は？	72
Q35	病院で使える創傷被覆材の種類は？	75
Q36	創傷被覆材の材質の違いは？	78
Q37	傷に飲み薬は効く？	80
Q38	陰圧閉鎖療法とは？	82
Q39	陰圧閉鎖療法のコツは？	84
Q40	最新の陰圧閉鎖療法とは？	87
Q41	メカノバイオロジーと創傷治癒の関係は？	91
Q42	高気圧酸素治療とは？	94
Q43	陰圧治療と陽圧治療の関係は？	96
Q44	傷の手術とは？	97
Q45	手術後感染を予防するには真皮縫合が大切？	100
Q46	形成外科とは？	103
Q47	美容外科手術の後に傷ができることがある？	105
Q48	顔面移植とは？	107

3. 傷あとの診断

| Q49 | 傷あとが盛り上がることがある？ | 110 |

Q50	傷あとが盛り上がる原因は？	112
Q51	ケロイド体質とは？	115
Q52	ケロイドは遺伝する？	118
Q53	ケロイド・肥厚性瘢痕の症状は？	120
Q54	ケロイド・肥厚性瘢痕の違いは？	122
Q55	ケロイドはヒトにしかできない？	124
Q56	どういうときにケロイドに気をつける？	125

4. 傷あとの予防と治療

Q57	手術の後にできるケロイドを予防するには？	130
Q58	手術のときに縫う糸は？	133
Q59	けがの後にできるケロイドを予防するには？	135
Q60	術後のテープの貼り方は？	137
Q61	術後に貼るテープの種類は？	139
Q62	ケロイドは治療できる？	141
Q63	ケロイドに対する手術とは？	143
Q64	ケロイドに対する放射線治療とは？	145
Q65	瘢痕拘縮の治療には何がある？	147
Q66	ケロイドに効く飲み薬には何がある？	149
Q67	ケロイドに効く塗り薬には何がある？	150
Q68	ケロイドに効く貼り薬には何がある？	152
Q69	ケロイドに効く注射とは？	154
Q70	傷あとにレーザー治療ができる？	156
Q71	傷あとのメイクアップ治療とは？	158
Q72	見た目が問題な傷あと（醜状瘢痕）の治療には何がある？	160
Q73	これからも傷の新しい薬や機器が開発される？	162

索　引 …… 163

1

傷の診断

Q1 すぐ処置すべき傷と待つべき傷がある？

　傷の治療はまず診断から始まります．診断で大切なのは原因を知ることですが，簡単ではありません．というのは，昔からあった皮膚炎や小さな傷が本人も自覚していないうちに悪化することがあるからです．特に糖尿病患者の場合，普段から皮膚のトラブルが多くあり，時々外用剤を使っていたりします．しかし，わずかな傷からも突然に重症化することがあるため，今の状態がすぐ処置しなければならない傷か，薬を変える程度でよい傷かの判断が大切です．患者からの問診はもちろん，視診・触診，時には画像診断が大切になります．明らかな炎症所見がなくても，膿が貯留していることもあります．その傷がいつできたのか，ということをまず診断しなければなりません．

　患者本人も自覚していないような表皮嚢腫が原因で生じたいわゆる炎症性粉瘤などは，すぐに切開したほうがよいか，抗生物質の内服で経過をみたほうがよいかという判断が必要になります．炎症の急性期で，触診で明らかな膿の貯留を考えた場合は，すぐに切開排膿して抗生物質を内服してもらうことで症状が抑えられ，疼痛などの自覚症状の改善はもちろん，炎症を収束させるまでの時間が軽減します．しかし，炎症が生じてしばらく時間が経ってから来院した患者の場合，炎症が軽減して腫瘤が小さくなったタイミングで手術して嚢腫ごと摘出するのが，傷を小さく目立たなく治療するコツです（図1）．ですので「待つ」ということも時に大切となります．

　一方，急性創傷はできるだけ早く治療を開始することが原則です．患者本人が自覚している明らかな熱傷や外傷，たとえば切創や刺創などの急性創傷（新鮮創傷）は，すぐに処置すべき傷です．時間が経てば経つほど，創で細菌が増える可能性がありますし，炎症も強くなり浮腫が生じるので，縫合しにくくなります．一般的には受傷後6～8時間が縫合のゴールデンタイムといわれており，それ以降は開放創として治療するという考えもあります．ただし，

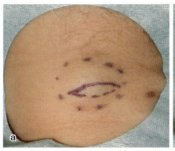
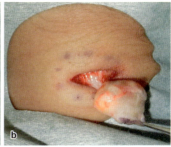
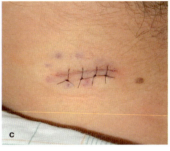

図1 後頸部の炎症性粉瘤
　まず1週間の抗生物質内服で感染を抑え，1ヵ月後に全摘出した．
a）切除デザイン
b）術中
c）術直後

　時間が経っていても，しっかり洗浄して縫合することにより，開放創として治療するよりも結果がよい場合はたくさんありますので，これも一概にはいえません．

Q2 命にかかわる傷がある？

　経過をみてはいけない傷があります．一つの目安は，傷や炎症の範囲です．広範囲が腫れたり，熱感があるといった状態は，正常組織に細菌が侵入して炎症が広がっている証拠です．このまま外用などだけで経過をみていると，細菌は深部に到達するだけでなく，血中に入り敗血症になる可能性があります．血液検査において白血球やC反応性蛋白（C-reactive protein：CRP）などで炎症の強さを確認し，排膿などがあればすぐに細菌培養検査を行い，適切な抗生物質の点滴や内服治療を開始します．原因菌が同定されていないときは，抗菌スペクトルの広い抗生物質を使用するのが原則です．糖尿病など全身状態がわるい患者では，炎症反応自体が生じにくいことがあり重症化しやすいので，迷わず抗生物質の投与を早期に開始することが大切です．

　蜂窩織炎よりも緊急で対応しなければならないのが壊死性筋膜炎です．皮下組織に細菌が侵入して起こる蜂窩織炎よりも，さらに深くの筋膜での細菌感染が原因で生じます．ガスを産生する菌によるものはガス壊疽と呼ばれ，高齢者の四肢や陰部，また糖尿病を合併している患者に生じることが多く，陰部のものはFournier壊疽とも呼ばれます（図1）．Fournier壊疽は肛門周囲膿瘍などを契機に発症することが多いです．これらは緩徐に発症することが多くその契機に気づかない場合もありますが，急速に進行して重篤化し，死亡することもあります．緊急入院はもちろん，緊急手術の適応となります．特にA群溶血性連鎖球菌は人食いバクテリアとして有名ですが，これが原因の壊死性筋膜炎は進行がとても速く，発症から24時間で死にいたることもあるため，診断を誤ることができない疾患です．

　診断のポイントは，患部の激痛や腫脹，発赤などの炎症症状であり，ガス産生菌によるものでは触診で握雪感があり，単純X線像でも皮下にガスを確認できるので，すぐに診断できます．血液検査はもちろん，CTやMRI，超

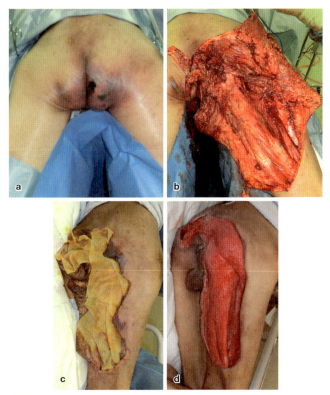

図1 糖尿病患者の外陰部〜臀部にかけてのガス壊疽（Fournier壊疽）
　切開すると大腿まで感染が進んでおり，デブリードマン・洗浄・消毒を行い，wound bed preparation を行った．
a）術前
b）術中
c）術後の消毒薬による創処置
d）術後1ヵ月

音波検査などの画像診断も大切です．
　壊死性筋膜炎の診断を得た場合，緊急手術の適応となります．全身麻酔下に切開し，壊死組織の除去はもちろん，繰り返しの洗浄，消毒を行います．その後も連日の処置に加え，抗生物質の投与を継続します．

Q3 新しくできた傷と注意点は？

　新しくできた創傷は，原因によってさまざまな名前がついています．いわゆる物理的な損傷である外傷に加え，温度の変化による熱傷や凍傷が代表的なものです．

　外傷では，たとえば切り傷は切創，刺し傷は刺創，挫滅した傷は挫創（単なる打撲の場合は挫傷という言葉を使います），イヌやネコの噛み傷は咬創，爆発による傷は爆創，銃で撃たれた傷は銃創です．欧米では銃創をみる機会が多くなります．重いものや車にひかれた傷は轢創といいますが，四肢を車にひかれた場合など，皮膚がずるっとむけてしまった傷を剥脱創といいます．手袋（グローブ）を脱いだようにむけてしまった剥脱創は，デグロービング損傷という特別な名前がついています．

　たとえば指の傷などでは，浅い切創は局所麻酔をして縫合すればよいですが，深い切創では血管や神経，また指などでは腱が切れている可能性があり，局所麻酔をする前に指の感覚や運動に異常がないかを確認する必要があります．腱が損傷している場合は，縫合後の固定やリハビリテーションをも含めた総合的な治療計画を立てる必要がありますので，手外科や整形外科，形成外科の専門医による加療を要します．

　注意を要するのが刺創です．長いものが刺さった場合，予想よりはるかに深い組織や臓器に到達していることがあります．割り箸が口腔内から脳に刺さって患者が亡くなった痛ましい事故がありましたが，異物が創に埋入してしまうと異物を見逃してしまうこともありますので，患者が刺さったものを自分で抜いたのか，まだ中にある可能性があるのか，しっかりと問診し，常に異物が埋入している可能性を疑い，必要があれば画像診断，視診・触診を怠ってはなりません（図1）．

　顔面の外傷の場合，表面の挫創などに気をとられていると，顔面骨骨折や

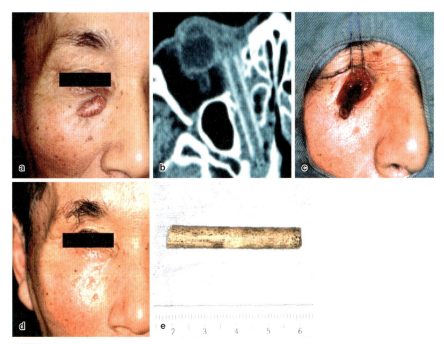

図1 初期治療で見逃され木片が眼窩底に残ったため，異物肉芽腫を生じた症例
a）術前
b）CTで確認された異物
c）術中
d）術後6ヵ月
e）摘出された木片
（村上正洋ほか：日形会誌 21：353-356, 2001 より許諾を得て転載）

　脳挫傷などを見逃すことがありますので，原因をしっかりと問診することが大切です．小児では皮膚や皮下脂肪も薄く，尖ったもので打撲すると容易に頭蓋骨の骨折をきたすので，X線やCTによる画像診断も大切です．

　野球のボールやケンカなどによる顔面打撲では，眼窩底骨折や頬骨骨折を生じることがあります．これらでは，高率に眼窩下神経麻痺を生じるため，同側の歯槽部や頬部の感覚障害が生じます．X線やCTによる画像診断が必須です．眼窩底骨折を生じた場合は，眼球陥凹や複視が出現するため，視診だけでなく，上を向いたり下を向いたりしたときにものが二重にみえないかどうか確認することが大切となります．

熱傷はとにかく最初は冷やすことが大切です．とはいえ，胸に湯がかかって熱傷を起こした場合，胸を冷やしすぎると心臓の血管も収縮して，狭心症の症状を生じることがありますので要注意です．
　凍傷では急激に温めると，かえって組織の損傷が広がることがありますので，徐々に人肌程度の温かさで温めるのが原則です．
　このように，たくさんの傷があり対処法や注意事項も異なりますので，原因をしっかり確認して，今後何が生じうるかを常に予測しながら対処していく必要があります．

Q4 古くからある傷と注意点は？

　慢性創傷は，傷が種々の原因でなかなか治癒しない結果生じます．糖尿病や，リウマチを含む膠原病などで副腎皮質ホルモン薬（ステロイド）や免疫抑制薬を内服している患者は，慢性創傷が生じやすいといえます（図1）．また，抗凝固薬を内服している患者も，ちょっとした傷からも出血しやすく，傷の治りが遅くなる傾向があります．

　また，不適切にきつく縫合された創や慢性閉塞性動脈疾患があるなど，創部の血流が不十分である場合，創傷治癒は遅延し，慢性創傷となります．褥瘡は寝返りをうてない寝たきりの高齢者の仙骨部に好発しますが，圧迫によって血流がわるくなり，皮膚や軟部組織が壊死して潰瘍化してしまうものです．

　さらには，放射線による傷も難治となります．カテーテル検査などで長時間被曝した場合，あるいはがんの治療で放射線を照射した場合など，放射線皮膚炎を生じたり，さらにはびらんや潰瘍が生じ慢性創傷となることがあります．

　また種々の原因で感染した傷も，創傷治癒が遅延し，慢性創傷になる可能性が高くなります．細菌だけでなく，真菌やウイルスが創に感染することもあり，抗生物質の効果がない場合もあるため，しっかりと顕微鏡検査や組織検査などで感染の原因を突き止めることも大切です．

　がんや肉腫といった悪性腫瘍も，傷の原因となることがあります．悪性腫瘍は，疑わないと見逃してしまうことがありますので要注意です．昔からあった傷が急に大きくなったとか，傷が治ったりよくなったりしていたが最近治らなくなったといったエピソードは，悪性腫瘍の発症を疑う必要があります．少しでも悪性腫瘍の可能性を疑ったら組織生検を行います．局所麻酔をして，正常皮膚と疑わしい傷の部分が両方入るようにして切除します．組織はホルマリンに入れて検査に提出します．生検した部分は縫合したり，開

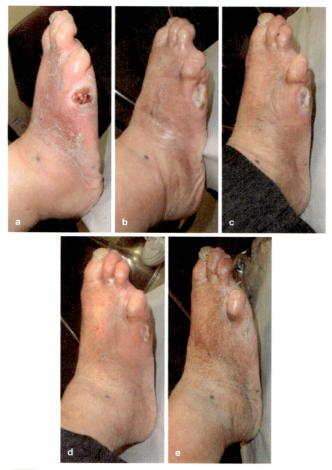

図1 糖尿病による慢性創傷が少しずつ治癒していく様子
a）治療開始前
b）治療開始後2ヵ月
c）治療開始後3ヵ月
d）治療開始後4ヵ月
e）治療開始後5ヵ月

放創としておくことがありますが，後日がんであることが判明したら，拡大切除や化学療法などを行うことになります．常に最悪の状態を想定して，治療計画を立てておく慎重さが必要です．

Q5 傷の汚染と感染は違う？

　創はその汚れ方によって分類できます（表1）．細菌や真菌，ウイルスといった病原体がまったく存在しない創があったとすると，それを無菌創とか非汚染創といいますが，通常の皮膚にも常在菌がいるくらいですのでこれらは実際には考えにくく，ほぼ清潔な傷は低汚染創（low-contaminated wound）といいます．

　低汚染創をそのままにしておくと，時間が経過し一般的には細菌が増殖し始めます．この状態を汚染創（contaminated wound）といいます．この状態でも，細菌は表面に付着しているだけですので，ぬるま湯で流すくらいの洗浄で十分な状態といえます．転倒して膝に擦過創ができ，1～2日後の状態がこれにあたります．

　傷を治そうと炎症も生じますので，痛みが出ます．痛みや恐怖感でうまく洗浄ができないと，細菌の量が増え，コロニーを作るようになります．これを定着創（colonized wound）といいます．細菌は細胞外多糖（extracellular polysaccharide：EPS）を分泌しバイオフィルムを形成し，環境変化や化学物質から内部の細菌を守るようになります．細菌はこのバイオフィルムの中で

表1　傷の汚れ方による分類

名称		細菌の状態
低汚染創	low-contaminated wound	ほとんど存在しない
汚染創	contaminated wound	存在する
定着創	colonized wound	定着して増殖している
臨界的定着創	critical colonized wound	限局した感染巣がある
感染創	infected wound	健常組織に侵入している

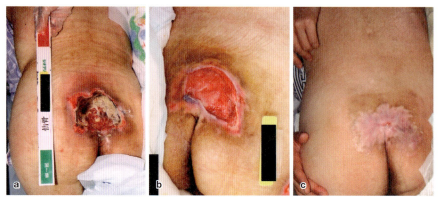

図1 感染を生じた褥瘡が適切な治療によって改善していく様子
a）治療開始前
b）治療開始後2ヵ月
c）治療開始後4ヵ月

薬剤や免疫に抵抗しながら増殖していくこととなります．この状態になると，ぬるま湯で傷を洗っているだけではバイオフィルムがとれないので，擦ったり削ったりする必要が出てきます．

この定着創を放っておくと，細菌が健常組織に侵入することとなります．ここではじめて創が感染したといいます．この状態は感染創（infected wound）で，抗生物質の内服や点滴が必要となる状態です（図1）.

実際の臨床現場では，創傷治癒過程で増殖してきた肉芽組織の中などで細菌が増殖を続けるような，定着創と感染創の中間にあたる状態を経験することがあります．これを臨界的定着創（critical colonized wound）と呼びます．

これら，臨界的定着創や感染創では，創の洗浄だけでは不十分で，消毒薬や抗生物質の外用や内服を用いることで創は改善します．よって，一般的に創表面に細菌がいるだけの「創汚染」を「創感染」と考えないように，しっかりと区別することが大切です．

Q6 手術した傷が感染することがある？

　手術して縫合した傷が，1ヵ月ぐらいして突然開いてしまったり，創部が熱をもって腫れてくることがあります．これを手術部位感染（surgical site infection：SSI）といいます．SSIは，米国疾病予防管理センター（Centers for Disease Control and Prevention：CDC）の定義によれば，①表層SSI（superficial incisional SSI：SI-SSI），②深部SSI（deep incisional SSI：DI-SSI），③臓器・体腔SSI（organ/space SSI：OS-SSI）の3種類に分類されます．なかでも表層SSIは70％を占めるとされます（表1）．

　SSIは，原因が手術創の深いところか浅いところか，人工物があるかないかなどによって，区別して考えることが大切です．対処法としては，創を開放して異物があれば除去し，膿が貯留していれば排膿し，洗浄や消毒をして

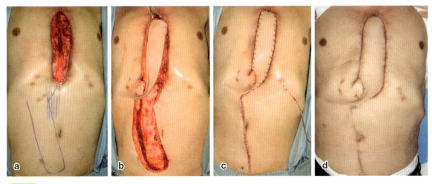

図1 心臓外科手術後のSSIによって生じた潰瘍を皮弁で再建した症例
 a）術前デザイン
 b）皮弁移動後
 c）術直後
 d）術後3ヵ月
（Nguyen DT et al：Ann Plast Surg **67**：269-271, 2011 より許諾を得て転載）

> **表1** SSIの定義

1. 表層 SSI

手術後30日以内に起こった感染で，切開部の皮膚または皮下組織のみに感染が生じており，以下のうちの少なくとも一つを認めるもの
1) 切開部の表面から，検査上の確定診断の有無を問わず，排膿を認めたもの
2) 切開創の表層から無菌的に採取された，液体または組織の培養から病原菌が分離されたもの
3) 以下の感染の症状や愁訴のうち少なくとも一つを認めたもの：
   疼痛または圧痛，限局性腫脹，発赤・発熱，切開部の培養が陰性でも，外科医が意図的に皮膚浅層の縫合を開けたもの
4) 外科医または主治医が浅部切開部位の感染と診断したもの

2. 深部 SSI

人工物の移植が行われなかった場合には術後30日以内，人工物が残された場合には術後1年以内に，手術切開部位の深部組織（たとえば筋膜や筋層）に，手術に関連して感染が起こり，さらに以下のうちの少なくとも一つを認めるもの
1) 臓器・体腔からではなく，深部切開創からの排膿を認めたもの
2) 深部切開創が自然に離開したか，切開創の培養は陰性であっても，次の感染の症状や徴候が少なくとも一つあり，外科医が創を意図的に開放したもの：
   38℃以上の発熱，限局した疼痛，圧痛
3) 深部切開創の膿瘍や他の感染の証拠が，直接的あるいは再手術や組織病理学，放射線医学検査で認められたもの
4) 外科医または主治医が深部切開部位の感染と診断したもの

3. 臓器・体腔 SSI

人工物の移植が行われなかった場合には術後30日以内，人工物が残された場合には術後1年以内に，手術と関連した感染や，切開部以外に術中展開されたり操作された臓器や体腔などに感染が生じた場合で，さらに次の少なくとも一つを含むもの
1) 臓器・体腔に入っているドレーンからの排膿を認めたもの
2) 臓器・体腔から無菌的に採取された体液または組織から病原体が分離されたもの
3) 臓器・体腔から膿瘍または他の感染の証拠が，直接的あるいは再手術や組織病理学，放射線医学検査で認められたもの
4) 外科医または主治医が臓器・体腔の感染と診断したもの

創がきれいになるのを待つことが必要となってきます．皮弁などで再建する必要がある場合もあります（図1）．

それと同時に，その手術の何がわるかったのかということを冷静に考える必要があります．よほどの感染症や腸管内の大量の細菌に曝露したなど特殊な状況を除き，ただ単に術中操作が不潔で細菌が汚染した，ということが原因と考えるべきではありません．患者の全身状態はどうであったかということに加え，縫合法を含めた創閉鎖が本当に適切であったか，ということも考える必要があります．適切な縫合法については後述します（**Q45参照**）．

Q7 手術した傷が感染する原因は？

　糖尿病や免疫不全，栄養不良など，全身的な感染のリスクがある場合は，特に術中の創汚染が顕著でなくても手術部位感染（SSI）を生じる可能性があります．しかし，これら易感染のリスクがない健常人でも SSI を生じることがあり，この場合は不適切な手術手技による場合が多いと考えます．

　創部で感染が生じるということは，健常人の場合，細菌が増える母地となる血流の途絶えた不活性組織（壊死組織）があるということを意味します．細菌が不潔操作によって創に付着したとしても，免疫の正常な健常人の場合，血液から炎症細胞が創部に遊走し，さらには術中・術後の抗生物質全身投与で抗生物質も創部に到達するため，よほどの数の細菌汚染でない限り，

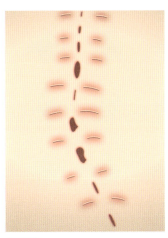

図1　皮膚表面に力をかけて創縁を引き寄せた不適切に縫合された創

「汚染」から「定着」や「感染」に発展することはまれです．よって，健常人でSSIが生じたら，不適切な手術手技でSSIを生じさせてしまっている可能性を考えるべきなのです．

　感染に発展するほどの血流の途絶えた不活性組織とは，止血の不備による血腫，死腔の残存による漿液腫，術中操作での組織損傷による壊死組織などが考えられますが，これ以外の重要な要因が不適切な「縫合法」でしょう．たとえば，脂肪層を縫合するときに，大きく糸をかけ力いっぱい締めれば，簡単に血流が途絶え，また脂肪組織は引きちぎられるでしょう．皮膚表面からみれば傷はいったん治ったようにみえても，皮膚の下では傷が治るどころか壊死組織が生じて，そこで細菌が増殖する可能性があります．そこで，強く縫合しても虚血にならない筋膜などをしっかり吸収糸で縫合し，脂肪組織や皮膚に力をかけないように縫合する技術が必要となります．この最適な縫合法については，肥厚性瘢痕やケロイドを予防するための縫合と同じですので，後の項で詳しく記載します（Q45参照）．この筋膜などによる適切な皮下縫合がおろそかになると，創表面に過剰な力がかかり，SSIや肥厚性瘢痕，ケロイドなどの原因となります（図1）．

Q8 傷はどのような経過で治る？

　傷は刻々と状態が変化するため（図1），その時々に合った治療法を選択する必要があります．そのとき傷で起こっている生物学的なメカニズムを理解することが，最適な治療を選択するのに必要です．

1. 急性期（6時間くらいまでのもの）

　傷ができると，血管が切れることにより出血します．皮下組織や皮膚の血管から出血し，それが「血糊」となって凝固します．この段階が「血液凝固期」です．血小板が血管から流れ出て血液を凝固させるのですが，血小板はただ血液を凝固させるだけでなく，種々の増殖因子を放出し，病原体を排除する白血球，すなわち好中球や単球（マクロファージ）といった細胞の遊走を促す働きをもっています．傷を早く治すために，この血小板だけを集めて多血小板血漿（platelet-rich plasma：PRP）というものを作り，傷に投与する方法もあります．

　血小板からこのようなシグナルが出ることにより，体はそこに傷があることを認識するわけです．それと同時に末梢神経も傷を感じ，頭に痛みの信号を送るとともに，脊髄に伝わった信号は脊髄で神経伝達物質を産生し，創部にこれらが蓄積します．さらに最近では，骨髄由来の多くの幹細胞や未分化な細胞，たとえば血管内皮前駆細胞（endothelial progenitor cell：EPC）などが血液中から創部に遊走して創傷治癒を促進させることがわかってきました．すなわち，ちょっとした傷でも，局所の反応だけでなく全身的な反応を引き起こすわけです．腕の骨を折れば，遠い場所の骨髄で造血が亢進したりします．傷は決して局所の問題ではなく，全身の問題であると考えるべきでしょう．

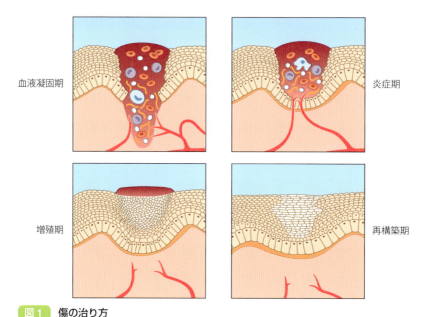

図1 傷の治り方

　血小板から分泌される代表的な物質はフィブリノーゲンで，これはフィブリンである「血糊」の原料です．また血管作動物質として，トロンボキサンやセロトニンを分泌します．トロンボキサンは，それ自体でも血小板を凝集させるものですが，フィブリノーゲンをフィブリンに変えるのにも重要な役割をはたしています．セロトニンには血管を収縮させる作用があるので，傷ついた血管が締まり，出血を止める働きがあります．また白血球を遊走させるのが，血小板由来増殖因子（platelet-derived growth factor：PDGF）や上皮増殖因子（epidermal growth factor：EGF），トランスフォーミング増殖因子（transforming growth factor-β：TGF-β）などの増殖因子です．これらが創部に侵入しようとする病原体と戦います．

2. 亜急性期（6時間から7日くらいまでのもの）

　受傷後7日目までの状態は多くの場合，創周囲に多少の腫脹があり，発赤を伴います．この段階は「炎症期」ともいいます．炎症とは，発赤・疼痛・

腫脹・熱感の四徴で表現されますが，遊走してきた白血球が体内への病原体の侵入を防ぐ防御反応といえます．血液凝固に際して作られたブラジキニンは血管透過性を亢進させます．すなわち，血管内皮細胞の間隙が開き（血管内皮機能），白血球が血管内から出ていき，傷に集まって病原体や異物を貪食します．ブラジキニンは発痛物質でもあり，末梢神経を刺激し，「疼痛」の原因となります．血管が拡張して血液の量が増えるため，「熱感」が現れ，血液の色がみえて「発赤」します．「腫脹」は血管からの滲出液が細胞間に溜まって起こる，いわゆる浮腫です．炎症の四徴はこのようにして生じるのです．

通常の縫合創などは，炎症がすみやかに消失し，最低限の線維増殖や表皮形成が起こり創傷治癒が完了するので，1〜2週間で抜糸が可能となります．しかし，いろいろな悪条件で傷が治癒しないと，慢性創となっていきます．

3. 亜慢性期（7日から3週間くらいまでのもの）

亜急性期が白血球などを含む滲出液によって担われているとすると，次の2〜3週間は，線維芽細胞の増殖を主体とした炎症といえます．この時期には発赤・疼痛・腫脹・熱感といった急性期の症状は治まり，ほとんどの場合疼痛がなくなり，「増殖期」と呼ばれる状態となります．亜急性期に創傷治癒が順調に進んだ場合は，炎症期もたいへん短く2〜3日で終わってしまうため，この「増殖期」は外観上は認めないことも多いですが，皮下では線維芽細胞が膠原線維（コラーゲン）を分泌し，傷をくっつける役割を担っています．増殖期は創周囲にある線維芽細胞などが遊走してくるところから始まります．もし死腔などが存在すれば，この線維芽細胞が膠原線維を産生し空隙を埋めます．これが肉芽といわれるものであり，良好な肉芽は毛細血管を豊富に含み，増殖および収縮が良好です．これにはα-平滑筋アクチン（α-smooth muscle actin：α-SMA）を細胞内に有する線維芽細胞である筋線維芽細胞が関与しているとされます．ただし，あまり創が収縮しすぎると後に述べる瘢痕拘縮や肥厚性瘢痕，ケロイドの原因となってしまいます．血管新生には血管内皮細胞増殖因子（vascular endothelial growth factor：VEGF）や線維芽細胞増殖因子（fibroblast growth factor：FGF）などの増殖因子の働きが関与します．しかし壊死組織があり，それが原因で細菌が増殖すると，臨界的定

着（critical colonization）の状態の不良肉芽となり増殖が停滞するため，この時期には十分な壊死組織の除去および洗浄が重要となります．

4．慢性期（3 週間以上のもの）

　糖尿病や免疫不全など全身的な理由が多いですが，なんらかの原因で順調に創傷治癒が進行しなかった場合，黄色い壊死組織が付着し，肉芽は白い不良肉芽となり傷の治りが停滞します．このときは，壊死組織や不良肉芽の除去や洗浄が重要となります．創傷治癒が順調に経過した場合，増生した肉芽の上に，周囲からできてきた表皮が形成され，傷あと（瘢痕）になります．これを「再構築期」あるいは「リモデリング期」といいます．肉芽の中の血管成分が徐々に消失し，新しい瘢痕は徐々に成熟瘢痕へと変化していきます．しかし，なかにはこの段階に移行せずにずっと線維の部分で炎症が継続し，瘢痕が盛り上がっていくことがあり，これを肥厚性瘢痕やケロイドといいます（Q49 参照）．

Q9 傷の治り方にはどのような違いがある？

　創の治癒形態には，一次治癒，二次治癒，三次治癒の3種類があります（図1）．一次治癒とは，もともとの解剖学的構造に近い形で治ることです．たとえば，カッターで切った傷をきれいに縫合した場合，最小限の瘢痕で治癒しますが，これは一次治癒の例です．なぜ最小限の瘢痕かというと，創傷治癒過程で肉芽（傷を埋めるための線維組織）がほとんどできないからです．表皮がむけて真皮が少し露出したような擦過創も，一次治癒として治ります．特にこのような浅い傷では，表皮細胞が露出した真皮の上を遊走したり分裂して表皮ができますので，ほとんど傷あとが残りません．線維芽細胞が線維を作って傷を埋める必要がないわけです．このような創傷治癒の形態を一次治癒といいます．特に表皮だけが修復される場合は，「治癒（repair）」というよりも「再生（regeneration）」という言葉が適切かもしれません．すなわち，線維組織が生じずに治癒したら再生と思えるようなきれいな傷の治り方になります．ただし，正確には皮膚付属器は再生しません．

　二次治癒は，たとえば深くえぐれた傷が，そのまま時間をかけて治癒することをいいます．もちろん，傷が肉芽で埋まりそれから上皮化が生じますから，小さい傷でも2週間以上の時間がかかります．大きな傷，治癒するのに時間がかかった傷は，目立つ傷あとになります．実際の病院での治療では，二次治癒してもいずれは治るが目立つ瘢痕になる，あるいは瘢痕拘縮（引きつれ）が生じる可能性が高い場合は，二次治癒を待たずに手術を行うことがあります．これを三次治癒といいます．三次治癒では，一次治癒よりは目立ちますが，二次治癒よりも目立たない傷あととなります．

　すなわち，一次治癒，三次治癒，二次治癒の順に目立たない傷あとができ，治癒するまでの時間も，一次治癒，三次治癒，二次治癒の順に短くなります．大きな傷は放っておいてもいずれは閉じますが，傷は閉じればよいというも

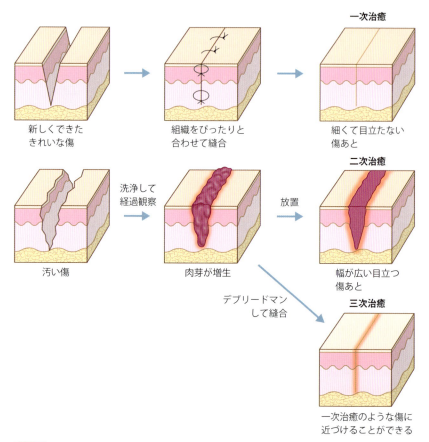

図1 創の治癒形態

のではなく，著しい整容的・機能的障害を残すことがあり，これを最小限にするために医療の介入が必要です．傷が閉じてからでは関節が動かなくなるなどの取り返しのつかない機能的障害が残ることがありますので，傷の部位，想像される経過，患者の年齢や希望を総合的に判断して，最善の治療を行うことが大切です．

Q10 組織は再生する？

　プラナリアという生物をご存じでしょうか．日本中の川に生息するナメクジのような小さな生物です．切っても切ってもその断片から目が出てきて，何匹にも分裂することのできる「再生」する生物の代表です（図1）．このように体全体が再生する生物もいれば，体の一部分だけ再生できる生物もいます．たとえば，イモリは腕を切ると腕が元通りに再生します．では，ヒトはこのような再生能力が失われてしまったのでしょうか？　実は臓器によっては再生能力があります．たとえば肝臓です．正常な肝臓であれば，手術で7割を切除したとしても2～3ヵ月で元のサイズに戻るといわれています．これだけ丈夫な臓器ですから，病気になってもなかなか症状が出ないというわけです．前述したように皮膚に関しても，表皮だけはほぼ再生するといってもよいかもしれません．汗腺や脂腺といった皮膚の付属器は再生できません

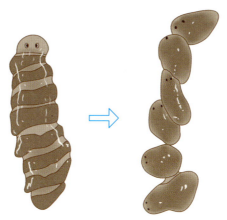

図1　切ると一つひとつから目ができて体が再生するプラナリア

が，表皮は細胞分裂して増殖し，重層化していくだけですので，ごく浅い傷では傷あとが目立たない（瘢痕ができない，膠原線維ができない）のです．

　ところで，皮膚が再生せずに傷あとが残るようになったのは，生物の進化の過程でどこだと思いますか？　それは水から陸に上がった爬虫類といわれています．両生類の皮膚を傷つけてもきれいに元通りになるようですが，爬虫類は傷が残るようです．爬虫類の皮膚の構造はヒトを含む哺乳類と同じです．表皮と真皮の二層構造になっているため，真皮が傷つくと瘢痕が残るのです．水の中と違って乾燥する環境で体を守るために，皮膚が重層化し，そのかわりに傷あとが残るようになってしまったのでしょう．

　再生医療が進歩してきた現在でも，皮膚の再生医療は至難の業です．培養表皮というものがあります．熱傷などで広範囲の皮膚が傷害された場合，体に残っている部分から皮膚をとって，表皮細胞を培養し，大きくしてから移植するものです．しかし，表皮と真皮の二層構造を体の外で再生することはいまだ困難で，表皮のシートを再生するのが限界です．筆者はその理由はメカノバイオロジーにあると考えています（**Q41 参照**）．培養表皮は救命の意味ではたいへん有用なものですが，移植された皮膚は，整容的には誰がみてもわかる傷あとになってしまいます．

傷の治りを わるくするのは何？

　近年慢性創傷に対して，治療の際に着目すべき点をまとめた「TIME」という概念が提唱されました．これは4種類の症状の頭文字をとってTIMEと名づけたものです．意訳すると，創傷治癒が阻害される原因には4種類あり，①不活性組織の存在（tissue non-viable or deficient），②感染または炎症（infection or inflammation），③不適切な湿潤環境（moisture imbalance），④状態のわるい創の断端（edge of wound-non advancing or undermined）ということです（表1）．

　これは，創傷治癒の流れに沿った問題と考えることもできます．傷ができるとき，組織のダメージが大きいと，血流が途絶え壊死組織ができます．この壊死組織が存在すると，そこで細菌が増えてしまい創傷治癒が進みませ

表1　TIME（創傷治癒を阻害する因子）

症状	病態	創環境の改善方法	治療の意味・効果
Tissue non-viable or deficient 不活性組織の存在	細胞や細胞間質が損傷して壊死組織となり付着し，創底から細胞が増殖できない	壊死組織を除去する（デブリードマン）	創底が改善し，肉芽が増殖する
Infection or inflammation 感染または炎症	細菌の増殖や，遷延する炎症を認める	感染巣を除去する	細菌が減少し，過剰な炎症が収束し，細胞が増殖する
Moisture imbalance 不適切な湿潤環境	乾燥したり，皮膚が浸軟してしまっているために細胞が増殖できない	適度な湿度を保つように創傷被覆材などを利用する	適度な湿度によって細胞が増殖する
Edge of wound-non advancing or undermined 状態のわるい創の断端	断端から細胞が増殖できない	外科治療やその他補助治療を行う	創が断端から再生する

（Schultz GS et al：Wound Repair Regn **11**：1-28, 2003 を参考に著者作成）

ん．よって，この壊死組織を取り除く（デブリードマンする）ことが必要です．これが TIME の「T」です．不十分なデブリードマンは，感染や過剰な炎症の原因となります．これも創傷治癒を遅延させます．これが TIME の「I」です．創がきれいになって，肉芽が増殖していき傷が埋まっていくわけですが，この過程で創があまりに乾燥していたり湿潤しすぎていたりすると，創傷治癒は遅延します．これが TIME の「M」というわけです．さらに肉芽が増殖して，あとは表皮が創面を覆えば創傷治癒が完了するわけですが，ポケットが形成されていたり，創縁が肉芽と離れているような状況があれば，表皮細胞が増殖できず，いつまで経っても表皮形成が生じません．これが TIME の「E」です．

　このように TIME（時間）は，その名のとおり創傷治癒の時間経過ともリンクしている，たいへんよくできた概念であると思います．この TIME は，従来から皆が盲目的に実践してきたことを明示したものと考えられます．

　TIME とともによく聞くのが WBP です．これは wound bed preparation（創底環境調整）を意味します．すなわち，創傷治癒の最終過程である上皮化は，創底が埋まり，肉芽ができあがってから起こるため，しっかりとした肉芽を作りましょうということです．TIME のような創傷治癒の阻害因子を取り除いていくことが，WBP につながるのです．具体的にはデブリードマン，陰圧閉鎖療法，塩基性線維芽細胞増殖因子（basic fibroblast growth factor：bFGF）スプレー，各種創傷被覆材などを適宜使用し，健康な肉芽を増殖させていきます．

Q12 糖尿病で傷の治りはわるくなる？

　糖尿病では創傷治癒の各過程（血液凝固期，炎症期，増殖期，再構築期）が障害されるので，全体的に傷の治りが遅くなってしまいます．
　まず，糖尿病では血管内皮機能が障害されます．血管は血液や炎症細胞などを体の各部位に運搬する役割を担っていますが，血管の壁を作っている血管内皮細胞の間隙が開いて，細胞などが必要なときに適宜血管から外に漏出できる仕組みになっています．これを血管内皮機能といいますが，これが障害されることにより，けがをしたときの修復に必要な細胞や酸素がうまく運搬できなくなります．血管内皮機能は，血管透過性の調節や，血管収縮・弛

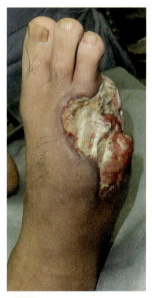

図1　糖尿病性潰瘍

緩の調節，血管新生などを担いますが，高血糖状態である糖尿病ではこれらがうまくいかなくなります．よって炎症も起こりにくく，いったん起こると治まりにくく，血管もできにくく，創傷治癒が遅延します．

　また，末梢神経が障害されることにより，痛みを感じないことで病院に行くのも遅れますし，それと同時に体も生物学的に傷を認識できない状態になります．通常では末梢神経に加わる刺激が脊髄に伝わり，脊髄で神経伝達物質が産生されます．その神経伝達物質は傷のところに運ばれて，いろいろな細胞の受容体に結合し，そこで傷が治るための炎症反応が起こります（神経原性炎症）．しかし，この神経が障害されているため神経を介した反応も弱くなります．

　このようなことが重なって，気づいたときには糖尿病性壊疽といって，広範囲に皮膚やさらに深い部分が壊死して細菌が増え，足の切断ということにもなりかねない状態となってしまうのです（図1）．

Q13 下腿の潰瘍はどのように診断する？

　下腿は潰瘍のできやすい場所です．高血圧，高脂血症や糖尿病などの基礎疾患があればなおさら，さらに喫煙や運動不足などの生活習慣で悪化します．
　高血圧や高脂血症，糖尿病になると，血管が障害され動脈硬化を起こします．動脈硬化とは，コレステロールや中性脂肪などが血管に溜まって，詰まったり硬くなったりするものです．下肢の大血管が詰まると，閉塞性動脈硬化症（arteriosclerosis obliterans：ASO）といって，足先に血液がいかなく

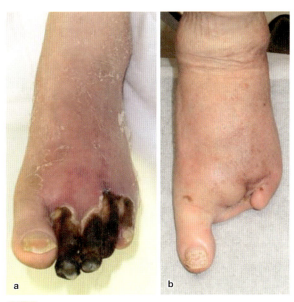

図1　末梢動脈疾患
a）治療前
b）治療後4ヵ月

表1	Fontaine 分類
Ⅰ度	しびれ，冷感
Ⅱ度	間欠性跛行（ある程度歩くと足の痛みが生じ，いったん休憩するとまた歩けるようになる）
Ⅲ度	安静時疼痛
Ⅳ度	潰瘍，壊死

なり，潰瘍を生じます．ASO 以外にも Buerger 病や血管炎などを含めて，末梢動脈疾患（peripheral arterial disease：PAD）といわれることも多くなりました（図1）．PAD には Fontaine 分類があります（表1）．

さらに糖尿病があると，約半数の患者で末梢神経が障害されるといわれています．普通の人であれば，歩きすぎや歩き方の不具合などで足が痛くなったらそこをかばうのですが，末梢神経が障害されれば痛みを感じませんので，どんどん負荷がかかり，褥瘡のように知らないうちに潰瘍ができてしまうわけです．さらに糖尿病の患者は PAD になるリスクがたいへん高いので，神経も動脈も障害されることになります．傷はできるし，血流がわるいので治らないどころか，細菌も増えて感染が悪化するという悪循環に陥ります．たいへん複雑な病態になることがおわかりいただけるかと思います．

その他，潰瘍の原因になる下腿に特有なものは，静脈うっ滞性潰瘍です．下肢の静脈瘤や下肢静脈の還流異常から生じるとされ，長時間の立ち仕事や下腿の浮腫が原因になります．

Q14 褥瘡はどのように診断する？

褥瘡は，寝たきりの高齢者や脊髄損傷の患者などで，体重で圧迫されている部分の血流がわるくなり，皮膚や皮下組織が壊死して潰瘍ができたものです．もちろん，糖尿病を合併していたり，栄養状態がわるくなっていたり，抗がん薬や副腎皮質ステロイドや免疫抑制薬を飲んでいる人，さらには排泄物や汗などにより皮膚の状態がわるい場合に，褥瘡は発生しやすくなります．

褥瘡のできやすい部位は骨が突き出した部位ですから，仙骨部や踵部，坐

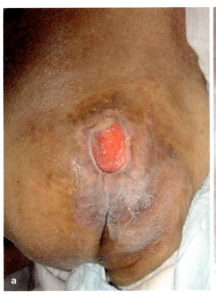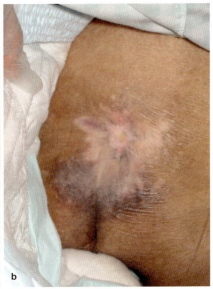

図1　褥瘡
a）仙骨部の治療開始前
b）治療開始後2ヵ月

骨や尾骨，足関節部の外果や膝，後頭部などになります（図1）．よって，体型では太っている人よりも痩せている人のほうに褥瘡ができやすいと考えられます．

　褥瘡は治療過程を評価するツールとして，日本褥瘡学会が提唱するDESIGN-R® というものがあります．R は rating（評点）の頭文字です．D（depth：深さ），E（exudate：滲出液），S（size：大きさ），I（inflammation/infection：炎症/感染），G（granulation tissue：肉芽組織），N（necrotic tissue：壊死組織）の6項目と，P（pocket：ポケット）を合わせた7項目を評価します．

　後述するように，今では各種創傷被覆材から効果の高い薬剤，陰圧閉鎖療法や高圧酸素治療など，さまざまな治療ができるようになりました．これらに加えて，しっかりと体位交換や除圧を行うことで，褥瘡は確実に治せる傷になったのです．

Q15 傷から院内感染することはある？

　院内感染とは，病院や医療機関の中で，患者や医療関係者が新たに細菌やウイルスなどに感染することをいいます．もちろん病院には病気の患者がたくさんいますので，感染が起こりやすい場所といえます．たとえば水痘（水ぼうそう）の患者が重症になって入院する場合，他の患者，特に免疫が低下している患者にうつさないように，大部屋ではなく個室への入院となります．さらに看護師や医師もマスクや手袋，ガウンの着用を徹底して，他の患者にうつさないように，そして自分自身が感染しないように注意を払います．

　最近，入院患者の傷から，菌が院内感染することが報告されるようになってきました．下腿潰瘍や褥瘡などの傷の表面は，皮膚というバリア機能を有する防御壁が失われた状態ですので，たくさんの細菌が付着しています．ひと昔前までは，どこの病院でも消毒薬や傷の処置道具が載った一つの回診台をごろごろ動かして，複数の患者を処置していました．もちろん一人ひとりには滅菌した新しい器具を使用するのですが，それが回診台に少しでも触れたりすると，その菌が院内中にばらまかれるわけです．さらに菌は患者の服についていることもあり，看護師など身の回りの世話をする人からどんどんうつっていきます．そこらじゅうの皮膚についているブドウ球菌などであれば問題になることはまずありませんが，大問題となるのは薬剤耐性菌です．通常の抗生物質が効かない菌が免疫の低下している患者に感染すると，命にかかわる問題となります．なかなか治らない慢性創では，このような薬剤耐性菌が増殖している可能性があるのです．

　特に問題なのは，多剤耐性アシネトバクター（multiple drug-resistant *Acinetobacter*：MDRA），多剤耐性緑膿菌（multiple drug-resistant *Pseudomonas aeruginosa*：MDRP），メチシリン耐性黄色ブドウ球菌（methicillin-resistant *Staphylococcus aureus*：MRSA），バンコマイシン耐性腸球菌（vancomycin-

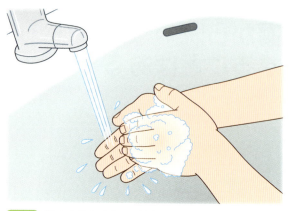

図1　院内感染を予防する基本は手洗いである

resistant *Enterococci*：VRE）などです．MRSA や VRE などは，名前からすると 1 剤に耐性のようなイメージですが，実際は多剤耐性であることがほとんどです．

　傷の治療に使う種々の創傷被覆材や機器を介して，他人に感染しないように，患者本人も医療従事者も最善の注意を払わねばなりません．基本は，抗生物質の適正使用はもちろん，医療従事者の手洗い，マスクなどの個人防護具使用の徹底，頻回の創部細菌培養による検査などが求められます（図1）．

2

傷の治療

Q16 消毒薬はいつから使われ始めた？

　消毒は，広義では人体に有害な物質を除去または無害化することであり，狭義では病原微生物を殺すこと（殺菌など），または病原微生物の能力を減退させ病原性をなくすことをいいます．消毒に使われる化学物質を消毒薬と呼びます．

　Joseph Lister（1827-1912）という英国の外科医が，馬車でひかれた11歳の少年の傷をフェノールを染みこませた包帯で毎日処置をしたことが最初といわれています（図1）．同時代のLouis Pasteur（1822-1895）が微生物が病原体であることを示し，細菌を発見したのがRobert Koch（1843-1910）で

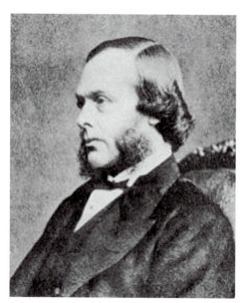

図1　Joseph Lister（1827-1912）

す．この2人の研究があり，Lister が消毒法の概念を作ったという歴史があります．よって，はじめて消毒の概念ができてから，まだ 150 年なのです．

　Lister のフェノールによる消毒法は人体に害があるので，次第に使われなくなりました．しかし，傷が化膿して細菌が血液中に入って全身に回る，敗血症になって亡くなる患者が激減したといわれています．

　ところで，リステリン® という洗口液をご存じでしょうか？　リステリン® は，この Lister の名前にあやかって作られた，米国の消毒薬の商品名だったのです．今でも洗口液にその名前が残っています．意味のあるすばらしいネーミングの商品は時代を超えても生き続けるよい例であると思います．

　また，細菌の一種であるリステリア（*Listeria*）という菌の名称も，Lister の業績を記念して献名されたものです．

Q17 消毒薬はどのように使う？

　現在，日本の多くの病院ではだいたい3種類の消毒薬が使用されています．逆性石鹸，クロルヘキシジングルコン酸塩，そしてポビドンヨードです．これらは強さや効能が異なります．簡単には，一番弱い消毒薬が逆性石鹸，一番強いものがポビドンヨード，中間がクロルヘキシジングルコン酸塩と覚えるのがよいでしょう．海外ではDakin液という次亜塩素酸ナトリウムとホウ酸を混ぜた消毒薬がいまだに多く使われていますが，日本ではほとんど使われなくなりました．

　逆性石鹸（陰イオンの逆の陽イオンが出る界面活性剤）には，塩化ベンザルコニウムや塩化ベンゼトニウムが含まれます．塩ベコと略して呼ばれることもあります．この塩ベコは，商品名でいうとオスバン®やウエルパス®になります．アルコールなどの添加物が入っているものもあります．塩化ベンゼトニウムはマキロン®としてドラッグストアやコンビニエンスストアでも広く売られています．マーキュロクロム液という消毒薬である赤チンが，工場における水銀の毒性で問題となったために国内生産が中止になってからは，このマキロン®が消毒薬の代名詞のようになっています．はじめて世に出たころは，赤チンに対して白チンと呼ばれていました．

　クロルヘキシジングルコン酸塩の代表的商品はヒビテン®，マスキン®，ヘキザック®です．どれか一つは必ず病院にあるのではないでしょうか．また，家庭で広く使われている薬，大塚製薬のオロナイン®H軟膏にもこのクロルヘキシジングルコン酸塩が含まれています．もう一つ大塚製薬の代表的ブランドには栄養ドリンクのオロナミン®Cがありますが，オロナイン®Hとオロナミン®C，両方ともわかりやすく覚えやすいネーミングは，長い間国民に親しまれてきた理由の一つと思います．

　ポビドンヨードはイソジン®です．イソジン®は他の薬剤と一線を画すす

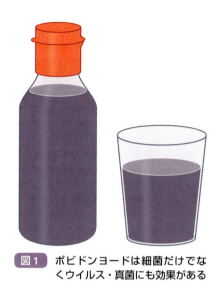

図1 ポビドンヨードは細菌だけでなくウイルス・真菌にも効果がある

ばらしい消毒薬です．何が異なるかというと，細菌だけでなく真菌やウイルスにも効果があるのです（図1）．喉についたウイルスを殺すために，うがい薬としても広く使われています．家庭用にもイソジン®の液体石鹸が売られています．子供が裸足で利用する公共施設などでは，尋常性疣贅というイボを作るウイルスが足につくことがあります．また公共浴場などのマットなどからは，真菌が足について白癬（水虫）がうつることがあります．これらも，イソジン®の石鹸で足を洗えば予防することができます．また，手術の前に外科医の多くは界面活性剤が入った泡立つイソジン®スクラブで手を洗っていると思いますが，あらゆる病原体を殺す意味があるのです．

Q18 ポビドンヨードとは？

　ポビドンヨードは，1955年に米国フィラデルフィアの研究者Shelanskiによって開発されました．宇宙開拓時代に米国航空宇宙局（National Aeronautics and Space Administration：NASA）が，宇宙から宇宙船が地球に帰還するときに未知の病原体を地球にもってきてはいけないということで，宇宙船の消毒に使ったことで有名です．海に着水したときにすぐに消毒でき，細菌だけでなくウイルスや真菌にも効果があり，なおかつ海に流れても環境汚染にならない薬剤に目をつけたわけです．アポロ11号の船体は，イソジン®で洗われたのです（図1）．海外ではBetadine®（ベタダインとかベタジンなどと呼ばれます）の商品名が一般的です．

　消毒薬では，世界保健機関（World Health Organization：WHO）の"Model List of Essential Medicines"すなわちもっとも効果的で安全な薬剤のリストですが，消毒薬としてクロルヘキシジングルコン酸塩，エタノールとともにポビドンヨードが登録されています．水道水が汚い発展途上国などでは，こういった消毒薬の必要性が先進国と比べて断然高いわけです．

　こんなすごい薬剤で，われわれはうがいをしているのです．しかしイソジン®には欠点もあります．それは茶色という色です．薬剤が細菌などに触れて酸化すると，茶色が白色に変化して無色透明になります．イソジン®溶液の入ったバケツに，細菌で感染した糖尿病足潰瘍の患者の足を入れると，みるみると溶液の色が白くなっていきます．また余談ですが，イソジン®の消毒薬に米がくっつくと紫色になります．ヨウ素デンプン反応です．イソジン®のガーゼが紫色になっている患者がいたら，米をこぼしたことがすぐわかります．

　イソジン®の色が無色透明であったら，環境消毒にも使えるはずです．病院でも病室の消毒に使えるはずですね．病院だけでなく，自宅や家畜小屋な

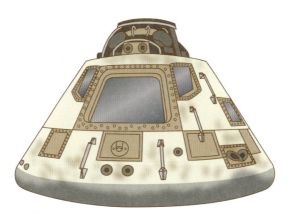

図1 ポビドンヨードはアポロ11号の消毒に使われた

どでも人やペットや家畜を移動させなくても，あらゆる病原体が死ぬのでたいへん便利なはずです．しかし茶色いので，環境消毒には使えないのです．

　細菌だけでなく，ウイルスや真菌にも効く，さらに人体への毒性が低い無色透明な消毒薬が開発されたらどれだけ便利なことでしょうか．

Q19 洗浄と消毒の使い分けは？

　ひと昔前までは，一次治癒を目的とした手術による縫合創に，盲目的にポビドンヨード製剤（イソジン®液）を使用していた状況が多くありました．外科の回診では，主治医が教授に傷をみせて経過を説明しながらイソジン®を塗ってガーゼをあてる，というのが当たり前のように行われていました．しかし現在では，手術部位感染（surgical site infection：SSI）を減らすために，イソジン®液を塗っていればよい，という安易な考え方は否定されつつあります．SSIを減らすには，血流を考えた縫合法がとても大切になってきます（Q45 参照）．傷の表面の菌の数が減ればよいというものではありません．

　それに，盲目的に消毒薬を使用すると，正常皮膚にかぶれを起こすことがあります．消毒薬は強さや作用時間が過剰になると，病原体だけでなく正常組織にも悪影響を与えます．

　現在では，多くの傷は，生理食塩水や水道水（日本の場合）での洗浄でも十分である場合が多いとされています（図1）．二次治癒を目的としたある程度の面積を有する開放創，たとえば褥瘡や熱傷潰瘍，下腿潰瘍においても，消毒ではなくて洗浄を主体とすべきであるといわれるようになりました．その背景には，日本における1990年代後半の創傷・オストミー・失禁（wound ostomy continence：WOC）看護師認定制度の開始，日本褥瘡学会の設立（1998年），介護保険の導入（2000年）などがあり，欧米から20年以上遅れた，医師や看護師を中心とした創傷治癒に対する感心の高まりがあります．

　ちなみに日本や先進国の場合，水道水での洗浄でも十分に創はきれいになりますが，発展途上国では水道水は清潔でないため，創に細菌が付着する原因になるともいわれます．よって，日本や先進国に限っては，水道水で洗ってもよいといえるでしょう．

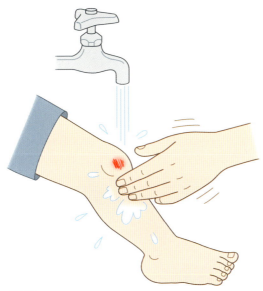

図1 日本では水道水の洗浄でも十分に傷がきれいになる

　一方で，洗浄だけでは不十分で，消毒が必要な傷も確実に存在するのです．命にかかわる壊死性筋膜炎やガス壊疽（Q2参照），広範囲熱傷や，糖尿病などの素因を有する患者の傷です．これらでは気を許すと敗血症を起こし，命にかかわります．抗生物質の投与はもちろん，創部においても消毒薬の力を借りて菌の数を最小限にしていく努力が必要です．すべての細菌はバイオフィルムを産生して外部からの刺激に抵抗しようとします．大きな創や深い創では，ポケットや肉芽の存在で複雑な形状をしています．ただ洗浄するだけでは不十分で，しっかり壊死組織を除去（デブリードマン）したり表面をガーゼで擦ったりしたうえで，消毒薬を使用し，水で洗い流すとよいでしょう．痛みがある傷に対しては，麻酔などを併用することも必要です．

Q20 傷は湿っていたほうがよい？

　傷は治ると乾燥するので，早く乾かしたほうがよいと思われてきたふしがあります．ドライヤーで傷を乾かすことが推奨されていた時代もあります．英国の動物学者である George Winter（1927-1981）の研究により，傷は適度に湿っていたほうが細胞が増え，傷が早く治癒することが報告されました．これが，フィルムドレッシングというガーゼに取って代わる創傷被覆材の開発の契機となりました．

　一方，いったん傷がうっすら上皮化した後は，乾燥刺激は上皮の重層化を促進することはよく知られたことです．よって深い傷はしっかりと保湿し，いったん上皮化したら適度に乾燥させていく，という方法が正しい傷の治療です．

　現在では，質の高い絆創膏ともいえる創傷被覆材が多数ドラッグストアで手に入るようになりました．昔は絆創膏といえば，みな同じようなものしかありませんでしたが，今は傷にくっつきにくいもの，傷を乾燥させないもの，傷から出る滲出液を適度にコントロールするものがあるので，傷の大きさや痛みなどの症状に合わせて，ドラッグストアなどで購入できます．傷に食品用ラップを直接あてて治療する方法もインターネットでは紹介されていますが，これは本来食品用であるので，使わないようにしなければなりません．食品用ラップには肉用や野菜用など，水分や酸素の透過性が異なるものがたくさん販売されています．盲目的な使用はたいへん危険です（図1）．

　これらフィルムドレッシングをはじめとする傷を乾燥させない治療は，湿潤療法とか密閉療法といわれます．これらは重要な概念ですが，一方，欠点は細菌の増殖です．特に気温と湿度の高い夏は，滲出液の吸収力が低い密閉療法では，細菌の増殖に最適な環境を作ってしまいます．食品用ラップで治療した傷から敗血症になって亡くなった患者も報告されています．

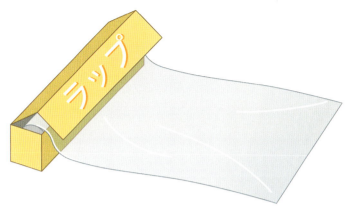

図1 食品用ラップには肉用や野菜用など，水分や酸素の透過性が異なるいろいろなものがあり，さらに食品用であるため，傷に使用すべきではない

　湿潤療法の普及は，利点とともに欠点も生み出しました．どんな傷に対しても湿潤療法を行えばよい，と勘違いする医師や一般人を生んでしまったことがあげられます．創をよく観察せずに湿潤療法が試みられたものの，悪化・重症化して結局形成外科に転送されてくる患者をみることも多いのが現状です．上皮化するまでに時間がかかりすぎて，機能障害が残ってしまうこともあります．傷を治すということは，機能的にも整容的にも元の状態に近い状態に戻すということであり，傷が閉じればよいということではないのです．

【参考文献】
1) Winter GD：Formation of the scab and the rate of epithelization of superficial wounds in the skin of the young domestic pig. Nature **193**：293-294, 1962

Q21 湿潤療法の適応は？

　湿潤療法をすべきかどうかは，4種類の創があることを念頭におく必要があります．①湿潤療法を行っても行わなくても同じように治癒する創，②湿潤療法を行えば早く治癒する創，③湿潤療法を行っても治癒しない創，④湿潤療法を行うと悪化する創の4通りです．

1. 湿潤療法を行っても行わなくても同じように治癒する創

　たとえば指先の小さな切創や浅い顔の擦過創などは，何もしなくても数日で治癒しますし，ワセリン基剤の軟膏を創に塗って保湿するだけでも十分です．指先の傷の保護は，どこにでも売っている絆創膏でよいと思います．その他，頭部の挫創をステープラーで縫合した場合，毎日頭髪と創部を洗浄してガーゼ保護が便利であり，このような傷に湿潤療法は不要です．眉毛部などの有毛部にも湿潤療法は行いにくいですし，不要です．一般病院の外来に訪れる患者の大多数はこのような患者であり，湿潤療法を行うまでもない創が多いです．

2. 湿潤療法を行えば早く治癒する創

　汚染が少なく，ある程度の面積があるが，二次治癒としての上皮化が期待できる開放創がよい適応です．急性創では，薄く皮膚が剥離した創なども，皮膚を元の位置に戻して固定を兼ねて湿潤療法をするとよいでしょう．縫合創など一次治癒をめざしている傷もよい適応です．ただし縫合創などは，出血の可能性がなくなる1〜2日後から，ガーゼからフィルムドレッシングや各種創傷被覆材に変更するのがよいでしょう．また，サイトカイン製剤［塩基

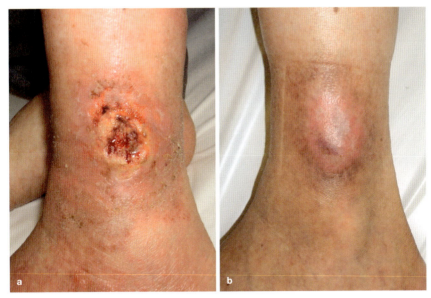

図1 bFGFと湿潤療法で治癒した下腿の難治性潰瘍
a) 治療開始前
b) 治療開始後2ヵ月

性線維芽細胞増殖因子（basic fibroblast growth factor：bFGF）スプレー］や各種軟膏と創傷被覆材を組み合わせる方法もあります（図1）。

3. 湿潤療法を行っても治癒しない創

　湿潤療法だけで上皮化が期待できない大きく深い創には，手術が必要となります．植皮や皮弁術を行うことによって，機能的再建が可能となり，格段に入院期間を減少させることができます．傷は上皮化すればよいというわけではなく，治療期間が長くなればそれだけ線維組織も増え，瘢痕拘縮さらには関節拘縮などの原因になります．いわゆる創底環境調整（wound bed preparation：WBP）の一環として，デブリードマン，創傷被覆材による湿潤療法，陰圧閉鎖療法（Q38 参照），植皮や皮弁による治療の選択肢を常に考えて，総合的に創管理を行うべきです．

4. 湿潤療法を行うと悪化する創

　高齢者や糖尿病患者の足先や鼠径部など，足・爪白癬，カンジダ症などの真菌感染が高度である場合，その近傍の開放創や縫合創などに対しては，真菌に対しても効果がある消毒薬であるイソジン®ゲルやカデックス®軟膏とガーゼなどが有用です．ただし疼痛がある場合は使えないこともあります．また，汚染や感染が遷延している創，たとえばバイオフィルムの付着創や臨界的定着創（critical colonized wound，Q5 参照）となっている肉芽などは，表面の洗浄だけでは不十分で消毒薬で改善する場合も多いです．また，面積が大きくて深い創は，たとえ湿潤療法で上皮化したとしても，瘢痕拘縮や関節拘縮を生じる可能性があるため，このような場合は瘢痕拘縮を生じることを予測して，早期から植皮術や皮弁術を選択することもあります．

　以上のように，湿潤療法は優れた治療法ですが，ガーゼに完全に取って代われるものでもありません．創の状態は時間経過，部位，程度，患者の基礎疾患，生活環境，社会的背景によって変化するものであり，患者にとって最適な治療法を常に考え続ける努力が必要です．

Q22 かさぶたとは？

　転んでけがをして血が出ると，やがてかさぶたができます．かさぶたの構成成分は，血液に含まれる赤血球や血小板，血液を固めるフィブリンという蛋白質です．傷口から流れ出た血液が固まることで，傷の表面を被覆します．いわば，生体が作る創傷被覆材ともいえます（図1）．かさぶたは傷を覆い，かさぶたの下で湿潤環境が保たれていると考えられます．かさぶたは傷を乾燥から守り，雑菌が入るのをカバーするためにできる一方，厚いかさぶたは皮膚の創傷治癒を邪魔するマイナス面もあります．

　かさぶたができるころは，傷が痒く，ひっかいてとってしまいたくなります．傷ができると，その周囲にヒスタミンという物質が増え，さまざまな細胞の受容体に結合することによって，細胞が傷を治すために働きます．この過程でヒスタミンが神経に作用して痒みを感じさせるわけです．

　痒みのために，かさぶたを乱暴に剥がすと，傷口が乾燥して傷の治りが遅

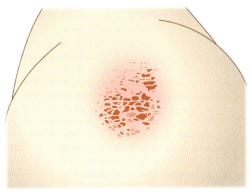

図1　膝の傷のかさぶた

くなります．うっすらとかさぶたができているくらいであれば，よく洗って創傷被覆材を貼ることで，いつの間にかかさぶたはなくなってきれいになります．厚くかさぶたができてしまっている場合は，ワセリンなどで十分にふやけさせて丁寧に剝がし，創傷被覆材に替えるのがよいでしょう．

　熱をもっている，周囲が赤く腫れているといったときは，かさぶたの下で菌が繁殖している可能性が高く，このような場合は抗生物質の内服を行うこともあります．

Q23 指を切ったときの処置は？

　まず傷の深さをしっかりと診断することが必要です．指先に感覚障害がないか，皮膚の色調が変化していないか，また指のすべての関節で伸展・屈曲ができるかを判断しないといけません（図1）．指先にしびれなどの感覚障害があれば，神経が切れている可能性があり，ある程度傷が深いことが予測されます．また傷より末梢の皮膚の色が赤紫色になっていれば，静脈還流がわるくなってうっ血がある可能性があり，逆に色が白ければ，動脈が障害されて虚血になっている可能性があります．また，関節で指が動かなければ伸筋

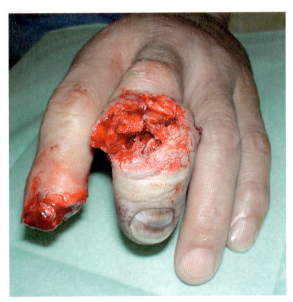

図1　骨折を伴う不全切断指

腱や屈筋腱が障害されている可能性が高いです．これらの場合は手術の適応となります．患者がきて，いきなり指神経ブロック注射をするのではなく，このような診断をしっかりつけてから治療を始めます．

　もしこれらの症状がなく，浅い切創であると診断された場合，針糸で縫合するか，皮膚縫合用テープや接着剤で固定するかという二択になります．針糸で縫合する最大の利点は，直後から創を水で洗うことができるという点です．風呂の湯に指をずっとつけてしまうのはよくありませんが，風呂に入るときはもちろん，1日に最低1〜2回は指をぬるま湯で洗ってもらうように指導します．その後，創部が乾燥しないように，軟膏を塗って絆創膏をするとか，ドラッグストアで売っているハイドロコロイド絆創膏（キズパワーパッド™ など）のような創傷被覆材を使ってもらいます．そのような簡便な処置を自宅で1〜2週間してもらえれば，抜糸をして治療が完了となります．

　よほど創部が開いていなければ，皮膚縫合用テープや接着剤で固定してしまってもかまいません．ただし，傷を洗うとテープがとれてしまうことがあるので，傷を濡らさないように最低3〜5日はそのままにしてもらうように指導します．その後は，縫った傷と同じように軟膏を塗って絆創膏でも十分でしょう．ただし，汚れた傷，しょっちゅう傷を触ってしまう子供などには不適です．2016年にリニューアルされた皮膚縫合用のテープであるファスナート™ は，付着性が大幅に改善され，水で洗っても1週間くらいとれないため，たいへん便利です．

Q24 動物に噛まれたときの処置は？

　イヌに噛まれたり，ネコにひっかかれたりした傷は，汚い場合があり，2～3日してからものすごく腫れたりすることがあります（図1）．時に蜂窩織炎から筋膜炎や重篤な敗血症になったり，命にかかわる大事にいたることさえあります．

　深い傷は通常通り縫合してよいと思いますが，麻酔してからよく洗浄することが大切です．動物咬傷だからといって，深い傷を開放創として治療しなければいけないということはありません．その後，しっかりと抗生物質を内服することが大切です．動物咬傷における現時点でのスタンダードの処方は，通称「オグサワ」です．オーグメンチン®配合錠250RS［アモキシシリン（APMC）＋クラブラン酸（CVA）］とサワシリン®カプセル250 mg（AMPC）

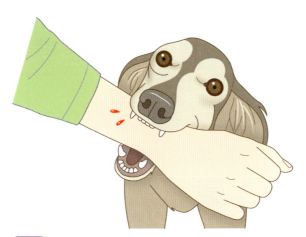

図1　動物による噛み傷は，時に蜂窩織炎から筋膜炎や重篤な敗血症になったり，命にかかわる大事にいたることさえある

をそれぞれ3錠分3（毎食後）で5～7日間処方します．AMPCを高用量で使用し，βラクタマーゼ阻害薬のCVAが加わることで嫌気性菌にも効果が得られます．クラビット®など抗菌スペクトルが広い抗生物質を使うのもよい処方です．

　毎日よく洗い，創部が乾燥しないように抗生物質含有のワセリン基剤の外用剤（ゲンタマイシン硫酸塩軟膏）などを使用すると，痛みもなく，Gram陽性菌・陰性菌に対する幅広い殺菌作用も得られ，簡便でよいでしょう．動物咬傷の場合，創から汚染した滲出液が出てくることを想定して，ガーゼやその滲出液がよく吸収される創傷被覆材を用いねばなりません．創部を湿潤に保つためにポリウレタンフィルムなどの被覆材を貼るのは，動物咬傷の場合は危険です．

Q25 クラゲに刺されたときの処置は？

　クラゲの毒は，種類によって対処法は違いますが，どのクラゲの場合でも共通しているのが，患部を擦らないように指導することです（図1）．まだ刺胞（毒針を含む袋状のもの）がくっついていると，擦ってさらに症状を悪化させる場合があります．

　海水浴場では海水で洗う，病院では生理食塩水で洗うことが大切です．水道水などで洗浄すると，浸透圧の影響で刺胞が刺激され，さらに毒針が出てくることがあります．

　また，クラゲに刺されたときに気をつけなければならないのは，アレルギー症状です．局所が腫れる程度であればよいですが，アナフィラキシーショックといって短時間で全身的にアレルギー症状が出ることがあります．呼吸がしづらくなる，血圧が下がるといった症状が起こり命にかかわります．すぐにアドレナリンの注射が必要になりますので，救急対応を常に念頭

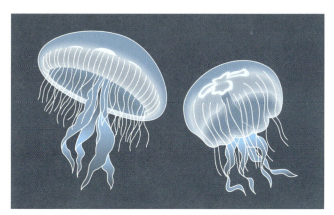

図1　クラゲに刺された傷は，水道水で洗ってはいけない！

において治療します．

　局所の強い炎症反応は，冷やしたり，副腎皮質ステロイドの軟膏（リンデロン®-VGなど）や内服薬（プレドニン®錠など），その他に消炎鎮痛薬などを使用します．二次感染予防や治療に，抗生物質を用いることもあります．放置すると肥厚性瘢痕やケロイドを発生することもあります．

Q26 しもやけとは？

　高温に曝露されることによって生じる皮膚障害を「熱傷」(thermal injury, burn) というのに対して，低温に曝露されることによって生じる皮膚障害を「凍傷」(freeze injury, frostbite) といいます．広義の「凍傷」には，いわゆる「しもやけ」という概念が含まれ，「しもやけ」が可逆的な血行障害であるのに対して，狭義の「凍傷」は非可逆的な組織障害を示します．「しもやけ」の意味で「凍瘡（とうそう）」という言葉を使う場合もあります（図1）．

　しもやけの患者は冬になると増加します．組織が低温になることにより，血管が収縮し指先や趾先に血流障害が出現した状態です．一般的には可逆的な血流障害ですが，長時間低温に曝露され続けることにより，非可逆的な障害となることもまれではありません．しもやけはⅠ度の凍傷と考えることが

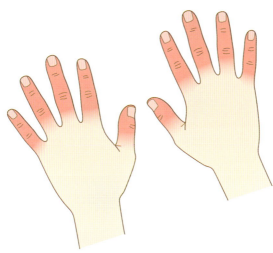

図1　低温による手の血行障害には凍傷と凍瘡がある

できます（**Q27 参照**）．軽度の低温曝露による血流障害であることは共通ですが，その発症には遺伝的要因（たとえば，低温の際にうまく血管を拡張できないといった素因）が関与しているともいわれ，狭義の「凍傷」とはまったく別の疾患とすべきとの考え方もあります．しもやけの症状としては局所の発赤，紅斑が主体であり，温めると痒みが増し，冷えると疼痛が増すことが多いのが特徴です．

　治療としては，保温に努めることが重要です．血行を妨げるような窮屈な靴下や靴を避け，体温程度の温浴で軽くマッサージし，末梢の血管が開くようにすることが大切です．温浴の後は，ワセリン基剤の軟膏やヘパリン類似物質の軟膏などで保湿に努めるとよいでしょう．

Q27 凍傷とは？

　低温に曝露され，組織が−2℃以下になると，細胞外基質中に氷の結晶が出現し浸透圧が上昇するため，細胞に脱水をもたらします．細胞の脱水が続くことにより細胞は死にいたります．細胞外基質中の氷の結晶のサイズの増大により，直接細胞を損傷することもあるといいます．尋常性疣贅などに対する液体窒素療法は，この作用機序を利用したものであり，凍結融解を4〜5回繰り返すことにより，確実に感染した細胞・組織を破壊することができます．細胞が凍結すると，毛細血管内でも血漿中に氷の結晶が出現し，血流は停止し，血管内皮細胞は基底膜から剝離します．また，組織の凍結が急速に起こった場合には細胞内にも氷の結晶が出現し，細胞は破壊されてしまいます．

　いったん組織が凍結した場合，融解時には損傷された血管内に血流の再開が生じ，細胞外基質内に血漿成分が漏出し，組織の浮腫が起こります．通常，Ⅱ度凍傷では12時間以内に水疱を生じるとされますが，不適切な融解方法により受傷直後から水疱を生じることもあります．

　治療方針を立てる際に，凍傷の分類（表1）は必ずしも適切ではありません．なぜならば，熱傷ではほぼ全例に対して受傷直後からの冷却，過剰な炎症の抑制といった画一的な治療でよいのですが，凍傷の場合は組織の凍結による細胞の障害と循環障害という二つの要因が絡み合っているため，まず組織が「凍結しているか」「凍結していないか」判別することが重要になってき

表1　凍傷の分類

Ⅰ度	皮膚の潮紅や軽度の浮腫を呈し，多くは自覚症状を欠く
Ⅱ度	重度の浮腫を呈し，水疱を形成する
Ⅲ度	皮下組織までの壊死を認める
Ⅳ度	骨や筋肉に達する

表 2 Christenson らの凍傷の分類

浅達性	急激な皮膚色の青白化を認めるが,皮膚には弾力がある
深達性	皮膚は弾力を失い,凍らせた肉片のような印象があり,疼痛を感じない

(Christenson C ほか:Am Fam Physician 30:111-122, 1984 を参考に著者作成)

表 3 Edwards らの凍傷の分類

急性期	凍結し融解して水疱形成,壊死を認める
亜急性期	壊死組織がなくなり,血管攣縮や肢端硬化が始まる
慢性期	血管攣縮や肢端硬化が続き,疼痛や潰瘍の再発を認める

(Edwards EA ほか:JAMA **149**:1199-1205, 1952 を参考に著者作成)

ます.この意味で,Christenson らの提唱する分類(**表 2**)は,凍傷をおおまかに浅達性・深達性とに分けるものであり,初期段階での治療方針の決定に適しているかもしれません.また,Edwards らの分類(**表 3**)は時間経緯に沿った実用的な分類です.

Q28 凍傷の治療は？

　しもやけのように末梢循環不全のみの状態である場合は，体温程度の温浴が大切です．組織が凍結している場合（図1）は，初期治療が重要です．まず局所の状態とともに，全身状態の把握に努めます．低体温を生じている場合は，毛布や全身の温浴（40℃前後）などで保温を行います．医療機関に搬送するまで，機械的刺激をできるだけ避け，急速解凍ができる状況が整うまで解凍を避けます．すなわちガーゼなどで患部を保護し，意図的に温めないようにします．

　状況が整った時点で急速解凍ですが，40℃前後の湯でマッサージをせずに温浴します．凍結した組織を破壊しないように外力は加えるべきでなく，マッサージは禁忌です．高温の湯やストーブなどの乾熱は熱傷を生じる可能性があり，同じく禁忌です．また医療機関に搬送できず，湯を用意できない状況では，腋窩など40℃に比較的近い温度で解凍します．乾熱は基本的に局所での温度が不明であり，また局所の保温にむらが出やすいため，できれば温浴を第一選択とすべきです．

　実際は，初診時多くの症例は自己流の解凍方法を試みていることが多く，上記の急速解凍よりは次の段階の治療に遭遇する機会が多くなります．軟膏は保湿を目的としたワセリン基剤の軟膏をはじめとして，状況に応じて抗生物質含有軟膏や，血流改善目的でのプロスタグランジンE_1（PGE_1）軟膏を使用します．ある程度時間が経過し潰瘍化したら，壊死組織の状態によって適宜後述する潰瘍の治療を行います（Q34参照）．

　全身投与する薬剤としては，感染予防目的での抗生物質をはじめとして，末梢血管拡張目的でのPGE_1製剤を点滴することがあります．末梢血管の拡張目的で交感神経ブロック，もしくは切除術が行われることもありますが，その効果は一定していないといわれています．

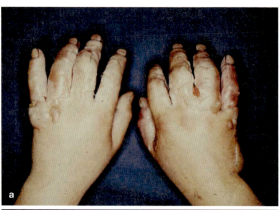
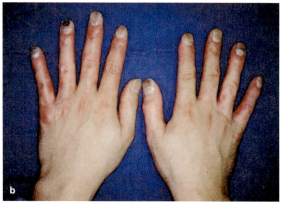

図1 フロンガスを浴びて凍傷となったが、保存的治療で治癒した症例
a) 初診時
b) 治療開始後1ヵ月
(小川 令ほか:熱傷 28:36-42, 2002 より許諾を得て転載)

Q29 日焼けとは？

　海水浴場でうたたねして，全身真っ赤になるような日焼けによるやけどがあります．重症の場合は，痛くて眠れず，水疱になることもあります．水疱を形成しないものはⅠ度熱傷と診断し，水疱を形成するものは浅Ⅱ度熱傷と診断します（表1）．日焼けによる熱傷は，ひどくてもⅠ度で部分的に浅Ⅱ度熱傷という状態が多いです（図1）．

　このような浅い熱傷治療の基本は冷却です．とにかく冷やします．冷やすことによって，血管が収縮し，血流量が減少したり血管透過性が低下し，炎症が軽減します．受傷早期からの十分な冷却は，熱傷が深くなることを予防する役割もあります．

　しかし，注意しなければならないのは胸部です．胸部を冷やしすぎると，心臓の冠状動脈が収縮して，狭心症のような症状が出ることがありますので，胸は冷やしすぎないようにしなければなりません．

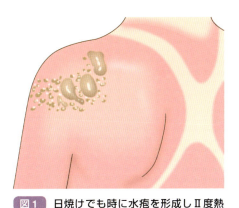

図1　日焼けでも時に水疱を形成しⅡ度熱傷となることもある

> **表1** 熱傷の診断

Ⅰ度（epidermal burn：EB）　表皮までの熱傷　発赤のみ
浅Ⅱ度（superficial dermal burn：SDB）　真皮浅層までの熱傷　水疱を形成
深Ⅱ度（deep dermal burn：DDB）　真皮深層までの熱傷　潰瘍を形成，赤色〜白色
Ⅲ度（deep burn：DB）　皮下組織までの熱傷　白色や乾燥・壊死

　病院では，副腎皮質ステロイドの外用を行います．広範なものにはスプレー剤，小範囲のものには軟膏を使用します．クリーム剤は滲出液が出ているような破れた水疱のような場所には使用できません．炎症の強い2〜3日はやや強いランクのステロイド外用剤を使用すべきでしょう．
　とにかく受傷早期にどの程度炎症を抑えられるかが勝負となります．

Q30 熱傷と凍傷の違いは？

　熱傷は熱の接触温度と作用時間によって，だいたい同じ結果になります．味噌汁をかけたときの熱傷，炊飯釜の蒸気による熱傷，火事の場合の火炎熱傷，だいたい重症度は同じになります．

　これに対し凍傷は，凍傷にいたるまでのさまざまな時間的経緯，種々の外的要因（温度・湿度・風力・気圧・衣類），患者それぞれによる局所的素因（血管の状態・皮膚の厚さ・局所の圧迫・凍傷の経験），初診時までの不適切な解凍法といったさまざまな要因が重なり合って複雑な状態になります．このため凍傷は熱傷と違い，画一的に診断し治療方針を決定するのがむずかしいのです．

　凍傷は皮膚の温度が低下することによって血流がわるくなって，そこの部分が壊死します．熱傷も温度が高くなって，蛋白質が変性して壊死します．一見，同じような皮膚障害，皮膚潰瘍ができます．しかし昔から，凍傷から

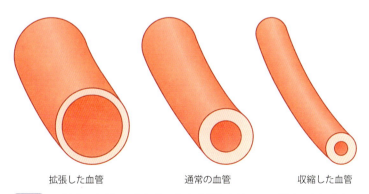

図1　一見すると同じような傷になる凍傷からはケロイドはできにくく，熱傷からはケロイドができる．その違いは，血管が拡張するか，収縮するかによる

拡張した血管　　　通常の血管　　　収縮した血管

はケロイドはできにくく，熱傷からは何年もずっと痛みが続くようなケロイドができるといわれています．

　この違いには炎症の強さや持続時間が影響していると考えられます．熱傷では血管が拡張して，周りに強い炎症が生じ，それが持続します．しかし凍傷では，逆に血管は収縮して，初期には炎症が少ない状態となり，そこから創傷治癒がスタートします（図1）．熱傷では，瘢痕拘縮や関節拘縮など，傷が引きつれたり関節が固まってしまい，思うように動かせなくなる機能障害が生じることが多くあります．熱傷は後からいろいろな障害を起こすのです．

　凍傷は最初の診断や治療がむずかしいのに対して，熱傷はいったん上皮化して時間が経ってからの治療がむずかしいのです．

Q31 熱傷はどのくらい冷やせばよい？

　たとえば湯をかけてしまった場合，温度が上昇してしまった皮膚をしっかり冷やすのは2～3分程度でも十分です．水道水などで冷却するのがよいでしょう（図1）．

　しかし，熱傷を生じた組織では，血管が拡張し炎症が持続します．温度が元に戻った後も，できるだけ炎症を軽減させるという意味では，少しでも長い間冷やしたほうがよいことになります．病院に行くまでの間は保冷剤をタオルなどでくるんで当てる，氷水をビニールに入れて当てるなどしておくことがすすめられます．

　水疱ができてしまったり皮がむけているような場合は，タオルなどで擦れたりすると傷が深くなることもあるので，清潔なビニール袋や食品用ラップなどを一時的に当てて，その上から保冷剤などで冷やして，病院にきていただくようにするとよいと思います．

　病院ではよほど深い熱傷でない限り，副腎皮質ステロイドの軟膏を使用します．副腎皮質ステロイドには短期的作用として血管収縮作用があり，炎症軽減にたいへん有用です．

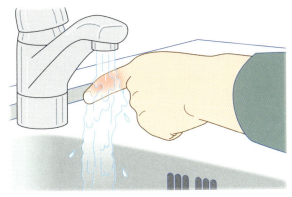

図1　熱傷ではしっかり冷却する

Q32 要注意のやけどは？

　基本的に，火によるやけどは湯よりも温度が高いので，重症になります．皮膚の深いところまで熱が届き，広範囲に壊死が起こることがあります．また火災などでは，熱い空気を吸うことで気道の熱傷を起こすことがあり，救急センターでの処置が必要になる場合があります．

　あとは，子供は皮膚が薄いので思ったより深いやけどになってしまうことがあるため要注意です．また体が小さいので，カップラーメンの湯程度でも，広範囲の熱傷になってしまうことがあります．

　熱傷ではいわゆるラップ療法は禁忌です．広くバリア機能が失われた創面で残存する毛穴にいた黄色ブドウ球菌が増えたとき，産生する毒素によって

表1　TSSの診断基準

I　発熱：体温＞38.9℃
II　発疹：びまん性斑状紅皮症（diffuse macular erythroderma）（「日焼けのような発疹」）
III　血圧低下：収縮期血圧＜90 mmHg（成人の場合）または＜年齢の5パーセンタイル値（16歳未満の子ども），または起立性低血圧，目まいあるいは失神
IV　複数機能障害：最低三つ：
　　A．胃腸：発病初期に嘔吐または下痢
　　B．筋肉：激しい筋肉痛または血清クレアチニンホスホキナーゼ（CPK）＞正常値上限の2倍
　　C．粘膜：膣，口腔咽頭または結膜の充血
　　D．腎臓：血中尿素窒素（BUN）またはクレアチニン＞正常値上限の2倍，または尿路感染症がない場合の膿尿［＞白血球 5/HPF（high-power field）］
　　E．肝臓：血清総ビリルビンまたはトランスアミナーゼ値＞正常値上限の2倍
　　F．血液：血小板＜100,000/L
　　G．中枢神経系：見当識障害または意識の変調．高熱や低血圧の症状がない場合，神経学的な巣症状（focal neurological signs）はない
V　落屑：発症後1～2週間に発生（通常手のひらや足の裏）
VI　TSS以外の可能性を除外するための検査：入手できる場合：血液，咽喉または脳脊髄液の陰性培養（negative cultures）．レプトスピラ症，麻疹またはロッキー山脈紅斑熱の病原体に対する抗体価上昇がないこと

（Reingold AL ほか：Ann Intern Med 96：875-880, 1982を参考に著者作成）

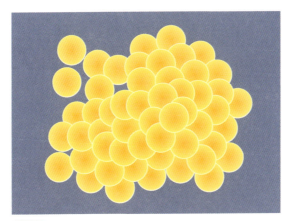

図1 黄色ブドウ球菌の毒素がショックを起こすことがある

トキシックショック症候群（toxic shock syndrome：TSS）を起こすことがあるからです（図1）．突然，熱傷患者に高熱，低血圧，発疹，多臓器不全などが起こることがあり，救急外来を受診することがあります．早期の診断(表1)，緊急入院，早期治療が救命に必要となります．

Q33 なかなか治らない傷には何をする？

　なかなか治らない傷にはどのようなものがあるでしょうか．健常人でも，向こう脛を含む，下腿の傷はなかなか治りません．体の中では皮膚の血流が少ない部分なので，血流の問題もあるでしょうし，実は歩いても傷が引っ張られない場所であるという，部位特異的な原因もあります．傷は引っ張られると，膠原線維が多く産生されて拘縮を起こします．関節部などは，傷ができると膠原線維が産生されすぎて肥厚性瘢痕や瘢痕拘縮を生じます．実は向こう脛は，肥厚性瘢痕やケロイドなど目立つ傷あとがもっともできにくい場所でもあるのです（図1）．

　健常人でもなかなか治らない傷ですから，糖尿病の患者などでは，なおさらです．傷が治らない状態が長く続くと，細菌が増え，汚染から感染に発展することもあります．このような患者の場合，傷が悪化し足壊疽になった場合，昔は足を切断するしか方法がありませんでした．

　しかし，今では傷に使える塗り薬の種類も増えました．たくさんの創傷被覆材も使えるようになりました．さらに陰圧閉鎖療法という治療法が使えるようになりました（Q38参照）．足を切断する前にいろいろな治療ができるようになっているのが，ここ10年の形成外科や創傷外科の治療の進歩といえます．早いうちから治療することで，軽症で済ませることが可能になりました．

　特に足の潰瘍の場合，若い人なら足を切断しても装具をつけてリハビリテーションを行えば，再び歩行できるようになるかもしれません．しかし70歳，80歳の高齢者では，装具をつけてリハビリテーションを行うことはたいへん困難です．整形外科の先生方は，わるいところは早く切断して，装具をつけてリハビリテーションを行うことをすすめるかもしれません．しかし高齢者の場合はそうはいかないのです．なので，わるい部分だけを最小限に切

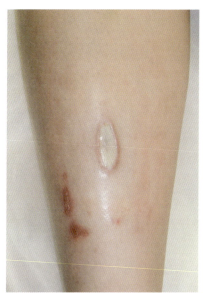

図1 20歳代，健康な女性の下腿潰瘍
湯たんぽによる低温熱傷で生じ，2ヵ月経っても傷が治っていない．

除・デブリードマンして，いろいろな薬や陰圧閉鎖療法を用いて傷を治し，歩行できるようにすることができるようになりました．医療者は，傷を治すだけでなく，患者が自力で歩くことを補助し，寝たきりになってしまうことを極力防がなければなりません．

Q34 傷の塗り薬の種類は？

　昔は傷を治す塗り薬といえば，赤チンのような消毒薬とか，抗生物質の軟膏くらいしかありませんでした．今は，医師の処方箋が必要ですが，血流をよくするプロスタグランジン E_1（PGE_1）軟膏や，塩基性線維芽細胞増殖因子（bFGF）という増殖因子を含んだスプレー，表皮を作るのを早めるブクラデシンナトリウムという薬など，いろいろな薬が使えるようになってきました（図1）．さらに，壊死組織を融解する酵素の薬が使えるようになっています．また，ケロイドや熱傷には炎症を抑える副腎皮質ステロイドの軟膏が使われます．

　外用剤には主として軟膏とクリームがあります．びらんや潰瘍などがない皮膚では，軟膏よりもクリームのほうが薬剤が皮膚に浸透し効果が高いですが，滲出液を伴うびらんや潰瘍部位にクリームをつけると，成分である乳化剤が刺激となってかえって創を悪化させてしまうことがあります．また感染

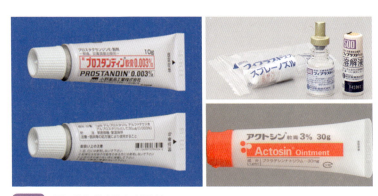

図1 傷に使う代表的な外用剤
［提供：小野薬品工業株式会社（左図），科研製薬株式会社（右上図），マルホ株式会社（右下図）］

を伴う創にクリームを使うと，排出された細菌を再度創に浸透させてしまうことがあるため，滲出液を伴う傷には軟膏を使います．

1. TIME（Q11 参照）の T の時期に使う代表的な薬：壊死組織の融解

・ブロメライン軟膏

　パパインの酵素によって，壊死した組織を融解します．ただし，周囲の皮膚に接触すると，かぶれ（接触皮膚炎）を生じることがあるため，注意して塗布します．本剤が接触しないように，周囲の皮膚にワセリン基剤の軟膏を塗ったり，フィルムドレッシングを行います．

・ゲーベン® クリーム

　昔からある薬です．スルファジアジン銀の成分で，特に緑膿菌に強い抗菌作用があります．組織を軟らかくし，自己融解を促進させる働きがあります．

2. TIME の I の時期に使う代表的な薬：炎症や感染の軽減

・亜鉛華軟膏

　収斂，消炎，吸湿作用を有する，昔から皮膚のケアに使われる薬です．過剰肉芽や外陰部や肛門周囲など汚染しやすい部分の皮膚の保護，接触皮膚炎の改善などに有用です．

・イソジン® ゲル軟膏，ユーパスタ軟膏，カデックス® 軟膏など

　ポビドンヨード製剤であり，ヨウ素が徐々に放出されることにより，持続的な殺菌作用があるとされています．それぞれ過剰な滲出液を吸収する役割もあります．これらも正常皮膚に付着することにより接触皮膚炎を起こすことがあるので，注意して用います．

・ゲンタシン® 軟膏など

　抗生物質の軟膏です．もっとも広く用いられている抗生物質の軟膏で，アミノグリコシド系の硫酸ゲンタマイシン製剤です．緑膿菌をはじめ，広い菌種に適用があります．

・ロコイド® 軟膏，デルモベート® 軟膏など

　傷を治療していると，過剰な肉芽が増殖することがあります．また周囲の

皮膚に接触皮膚炎を生じることがあります．このようなとき便利なのが，局所の血管を収縮させるステロイド軟膏です．ステロイド軟膏は一時的に使用するにはたいへん有用ですが，局所の免疫抑制作用があるため，1週間以内を目安に使うとよいでしょう．熱傷など，過剰な炎症が生じる傷の初期治療としても，たいへん有用です．副腎皮質ステロイドは強さのランクが5つあるため，炎症の強さに合わせて使用するとよいでしょう．Ⅰ度，Ⅱ度熱傷を受傷した初日などは，もっとも強いデルモベート®軟膏を用いるとよいです．

・リンデロン®-VG軟膏

　副腎皮質ステロイドと抗生物質である硫酸ゲンタマイシンが混合してある，中等度の強さのステロイド軟膏です．たいへん便利な軟膏の一つです．

3. TIMEのMの時期に使う代表的な薬：不適切な湿潤環境の改善や肉芽の増殖

・フィブラスト®スプレー

　bFGF製剤です．血管新生・肉芽形成を促進させるとされます．近年では陰圧閉鎖療法（Q38参照）と同時に用いることで，肉芽を効率的に増殖させることもできます．面積にもよりますが，潰瘍面から5 cm程度離して噴霧し，30秒間待つとよいとされます．

・プロスタンディン®軟膏

　局所血流を改善させるプロスタグランジン製剤です．肉芽形成が促進されます．潰瘍全般に適応があります．

4. TIMEのEの時期に使う代表的な薬：不適切な創縁の改善，上皮化の促進

・アクトシン®軟膏

　ブクラデシンナトリウム製剤です．マクロゴール基剤による滲出液の吸収作用があり，傷の収縮作用も有します．上皮化を促しますが，疼痛が生じる場合，あるいは乾燥しすぎる場合には，他の外用剤を考慮します．

Q35 病院で使える創傷被覆材の種類は？

　創傷被覆材の進歩にはめざましいものがあります．滲出液を適度に吸収し，創面が乾燥しすぎず湿りすぎもしない，創傷治癒を促進する創傷被覆材が多く使用できます（図1）．特に細菌では銀含有のものがあり，銀の抗菌作用により，より傷の管理がしやすくなりました．ただし，その多くは医療材料であるため薬品として処方できない，高額なものが多いという欠点があります．貼り替えの頻度が減る分，ガーゼを毎日交換するよりも経済的に安いという報告もありますが，病院によっては自由に使えないことも多いのが現状です．

　以下に，傷にかかわる医療従事者として知っておかねばならない代表的なものを用途別（保険価格設定の違い別）に列挙します．

　病院で使用される創傷被覆材（ドラッグストアや病院の売店で販売される

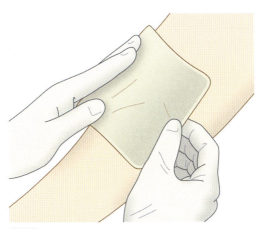

図1 創傷被覆材を使った処置

> **表1** 創傷被覆材の種類

1）浅いびらんに使える保険償還がなく技術料に包括されるもの

テガダーム™，オプサイト®，パーミエイド® など

2）非固着性ガーゼとして使える特定保険医療材料

アダプティック®，トレックス®，ウルゴチュール®，メピテル®，エスアイエイド®・メッシュなど

3）真皮にいたる少し深い傷に使える特定保険医療材料

デュオアクティブ® ET，ハイドロサイト® 薄型，メピレックス® ライト，ベスキチン® W，アブソキュア® サジカル，アクアセル® AgBURN など

4）皮下組織にいたる深い傷に使える特定保険医療材料

デュオアクティブ® CGF，アブソキュア® ウンド，メピレックス®，メピレックス® ボーダー，メピレックス® Ag，バーシバ® XC，バイアテン®，ハイドロサイト® プラス，ハイドロサイト® AD ジェントル，ハイドロサイト® Ag，ウルゴチュール® アブソーブ，アクアセル® Ag フォーム，バイオヘッシブ® Ag，アルジサイト® Ag，ベスキチン® W-A，ソーブサン®，カルトスタット®，イントラサイト® ジェル，グラニュゲル® など

5）筋・骨にいたるかなり深い傷に使える特定保険医療材料

ベスキチン® F

6）滲出液を吸うペーストで深い傷に使える特定保険医療材料

デブリサン®

7）真皮欠損用グラフト（人工真皮）として使える特定保険医療材料

ペルナック®，テルダーミス®，インテグラ®

創傷被覆材は除く）には，全部で7種類あると覚えましょう（表1）．最初に記載した浅い傷に使える3種類（1〜3）と後半に記載した深い傷に使える3種類（5〜7）以外が，すべて皮下にいたる一般的な深い傷に使えるものと覚えるとよいでしょう．

　1）はいわゆるフィルムドレッシングです．びらんなどに貼ってしまうと便利ですが，保険償還がないので手技料に包括されて請求されることになります．

　2）はガーゼが傷にくっつかないようにする，シリコーン膜のようなものと考えればよいでしょう．ガーゼの下に敷きます．

　3）は浅い熱傷のような傷に使えるものですが，薄型とかライトとか，浅い傷を連想させる名前がついているものが多いので，そのように覚えましょう．

4）は数が多いので，病院で採用されているものの特徴を覚えましょう．銀が含有されているものは抗菌作用もあって優れています．アルギン酸系のものは止血効果に優れています．保険償還価格は同じですから，あとは病院がどれだけよいものを採用してくれるかで何を使えるかが決まります．

　5〜7）は商品名が限られていますから，簡単に覚えられると思います．7）の人工真皮は手術室で使います．

Q36 創傷被覆材の材質の違いは？

　創傷被覆材を材質の点から考えてみましょう．どのように使い分けるか，保険適用の観点からは前述しましたが（Q35 参照），実際の傷の状態からは3通りの使い分けがあると考えるとよいでしょう（表1）．簡便に覚えるために，どんな傷にも使える非固着性ガーゼや，手術室で使う人工真皮などは除きます．

　1）まだきれいになりきっていない傷にはハイドロジェルやデキストラノマー，3）仕上げや浅い傷にはポリウレタンフィルムやハイドロコロイド，それ以外はすべて2）滲出液の多い一般的な傷に使えると覚えるとよいでしょう．

　1）ハイドロジェルはイントラサイト®ジェル，グラニュゲル®などです．デキストラノマーはデブリサン®です．壊死組織が手術などで取り切れてい

表1　創傷被覆材の使い分け

1）壊死組織がまだ残存し，滲出液が少ない場合
ハイドロジェル
デキストラノマー
2）肉芽ができつつあり，滲出液が多い場合
アルギン酸塩
キチン
ハイドロファイバー
ハイドロポリマー
ポリウレタンフォーム
3）滲出液が少なく，仕上げに使う場合
ポリウレタンフィルム
ハイドロコロイド

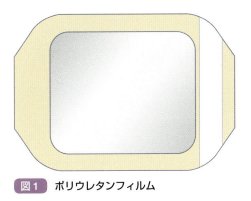

図1　ポリウレタンフィルム

ない場合，ふにゃふにゃにして自己融解させてくれるものです．

　3）ポリウレタンフィルム（図1）はテガダーム™，オプサイト®，パーミエイド®などで，ハイドロコロイドの代表はデュオアクティブ® ET，ドラッグストアに売っているものではキズパワーパッド™をイメージすると覚えやすいでしょう．

　それ以外が2）です．

Q37 傷に飲み薬は効く？

　一般的に保険を適用して傷に使うことのできる内服薬は，抗生物質やビタミン製剤，痒みなどに対する抗アレルギー薬などになります（図1）．傷の周囲に発赤がみられ，正常組織に菌が侵入していると思われる状態では抗生物質を内服したり点滴します．また慢性的な創傷はビタミン製剤で治癒が早くなる場合があります．さらに痒みがある場合，過剰なヒスタミンが創傷部位に蓄積し，過剰に炎症が持続する原因ともなりますので，しっかりと抗アレルギー薬や抗ヒスタミン薬を服用することが必要です．ただ単に「痒い」という症状を抑えるだけでなく，傷そのものに対しても効果があります．

　また全身状態がわるい場合などではミネラルや，低栄養の場合は栄養補助食品なども利用することがあります．創傷治癒過程には亜鉛や鉄などのミネラル，アルギニンやグルタミンなどのアミノ酸，各種蛋白質，そしてビタミンなどが関与しています．

　創傷治癒を少しでも早めるのに大切なことは，バランスのよい食事と適度な運動，十分な睡眠というありふれた生活習慣であることはいうまでもありません．過剰なサプリメントの摂取は効果がないばかりか体に悪影響を与えることさえあります．

　ただし，慢性創傷の原因として，亜鉛欠乏症や血液凝固第XIII因子欠乏症，白血球減少症といった病態が関与していることがあります．亜鉛欠乏はインスタント食品ばかり食べる，好き嫌いが多いなどの偏食，また無理なダイエットなど，亜鉛の摂取が減る場合によって生じます．また亜鉛が体内で異常に消費されてしまう状態，肝疾患や膵疾患，糖尿病やアルコール依存，激しい運動や労働などでも失われます．亜鉛欠乏に対しては内服薬が使用されます．

　血液凝固第XIII因子欠乏症の原因は，先天性のものや，肝疾患や糖尿病，ま

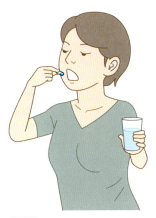

図1　傷に効く飲み薬がある

た自己免疫疾患などによって生じます．血液凝固第XIII因子欠乏症に対してはフィブロガミン® P などの静脈注射が使用されます．また白血球減少症は先天性のものから後天性のものまでいろいろな原因があります．

　傷がなかなか治癒しない場合，血液検査で亜鉛などのミネラル，血液凝固第XIII因子や白血球数などを調べることも大切でしょう．

Q38 陰圧閉鎖療法とは？

　陰圧閉鎖療法（negative pressure wound therapy：NPWT）は，湿潤療法に滲出液をドレナージする陰圧療法を組み合わせた創の治療法です．フォーム（気孔を有するスポンジ状の被覆材）を創部に当てて滲出液をドレナージします．現在の保険適用は3週間（必要と認められた場合は4週間）となっており，その間創部に陰圧をかけ続け創傷治癒を促します．

　NPWTの原型は1991年の米国ノースカロライナ州にあるウェイクフォレスト大学の特許であり，Kinetic Concepts Inc.（KCI）社がライセンスを取得し，1995年にVacuum Assited Closure®（V. A. C.®）治療システムを販売したことから世界的に発展しました（図1）．日本において保険収載されたのは2010年なので，日本での歴史は10年に満たないですが，欧米を中心とした海外では25年以上の歴史があります．この25年間に，NPWTを取り巻く環境は激変しています．一つは作用機序の理解が進み，新しい使用方法や新しい機器の開発が促進されたこと，もう一つは創傷を専門とする形成外科医が使う特殊な医療機器から，一般外科医が使う医療機器へと適応が拡大したこと，さらには20年が経過してKCI社の特許権が消失したことにより，多くの企業がNPWTデバイスを販売開始し，市場競争が激しくなったことなどがあげられます．

　創傷被覆材は数多くありますが，このような湿潤療法の問題点は，時に過剰な滲出液のために細菌の汚染・感染が生じたり，浸軟が生じることです．そこでウェイクフォレスト大学形成外科のArgentaとMorykwasは，過剰な滲出液を吸引するためにNPWTを考案したわけです．彼らが1997年に報告した論文では，「細菌数の減少」と「浮腫の改善」が注目され，その結果創傷治癒が促進したと報告されています．すなわち，創傷治癒の促進は「過剰な滲出液の吸引」が主な作用機序であると考えられていました．

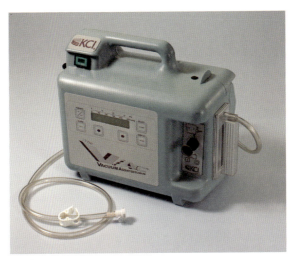

図1 KCI 社の初代 V. A. C.®（提供：KCI 社）

　しかし，この考えを一変させたのは，米国マサチューセッツ州ボストンにあるハーバード大学ブリガムウィメンズ病院形成外科の Orgill です．彼らはフォームを当てた創面の変形を有限要素法で解析し，創面の物理的な歪みが細胞の形を変形させ，それが細胞増殖を引き起こしている可能性があると報告しました．物理的刺激が細胞や組織にどのような影響を与えるか解析する研究分野をメカノバイオロジー（Q41 参照）といい，メカノバイオロジー理論に基づいた医療はメカノセラピーといわれます．すなわち NPWT はメカノセラピーの一つなのです．

　この NPWT の考えの変化により，「いかに滲出液を効率的・持続的に吸引するか」という考えから，「いかに物理的刺激を効果的に加えるか」という発想の転換が生まれました．物理的刺激ということを考えれば，「持続的吸引」よりも「周期的吸引」が優れています．創面の変形を考えれば，創面に当てる材料は「親水性のガーゼ」よりも「疎水性のフォーム」が優れています．吸引圧は，75 mmHg よりも 100 mmHg，さらには 125 mmHg が効果が高いことが判明しています．「滲出液を吸う」ことだけを考えていては到達できなかった治療法の多様性が生じたのです．

Q39 陰圧閉鎖療法のコツは？

陰圧閉鎖療法（NPWT）をうまく使う（図1）には，具体的にいくつかのコツがあります．

1. 吸引パターンの選択

持続的吸引か周期的吸引かの選択ができます．物理的刺激の効果だけを考えたら周期的吸引のほうが効果は高いのですが，疼痛を伴うこともあるため，まずは持続的吸引から試します．効果が不十分であり，なおかつ疼痛が少ない場合は，周期的吸引を行うとよいでしょう．

2. 吸引圧の選択

基本的には V. A. C.® を使用する場合，125 mmHg とします．この値は，KCI 社のフォームを含む V. A. C.® システムを使用する際に最適化された値なので，他の NPWT を行うときには必ずしも最適な値ではない可能性があります．疼痛がある場合，小児の場合，心臓や大血管などの臓器に近い深い部位に使用する場合などは，吸引圧を下げて使います．このような場合，小児では 50 mmHg から開始し，徐々に圧を上げ 75 mmHg で止める，成人では 75 mmHg から開始するという方法も推奨されています．

3. フォーム作成のコツ

創の形状に合わせてフォームを作成します．フォームは小さく切ったものを順次ポケットや狭小な部位にあてがい，互いに接するように重ねて置いて

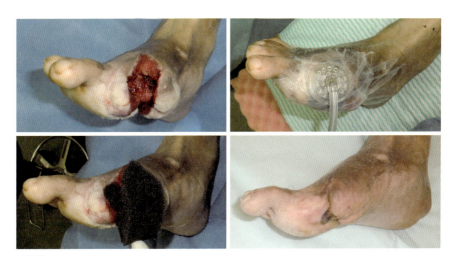

図1 NPWTによる糖尿病性足潰瘍の治療

いけばよいため，一塊のフォームを作成する必要はありません．詰めたフォームが肉芽増生を阻害してはならないため，詰めすぎないように気をつける必要があります．

4. フォームの交換

　基本的には2〜3日に1回，週3回の交換を目安とします．感染や著しい汚染を認める場合は，NPWTを中断することも必要です．

5. 汚染，感染の制御

　感染は，十分なデブリードマンと洗浄によってコントロールすべきであり，明らかな不活性組織が残存している場合は，デブリードマンが完了してからNPWTを開始します．ただし，少量の不活性物質であれば，NPWTが自己融解を促進するという報告もあるため，注意しながら治療を行うことは可能です．

6. 他の治療との併用療法

　既存の種々の治療との組み合わせ療法，たとえば人工真皮や自家植皮の圧迫・固定，塩基性線維芽細胞増殖因子（bFGF）やプロスタグランジンE_1（PGE_1）製剤との併用，汚染・感染の制御目的でのスルファジアジン銀（ゲーベン®クリーム），また高圧酸素療法などが行われています．

7. NPWTの終了

　基本的には3週間を限度とします．NPWTの使用期間は，たとえ1週間未満でも浮腫の改善，血管新生の促進，肉芽組織の増生に効果があるとされます．NPWT後に自然治癒が期待できない場合，また単純縫縮できない場合は，植皮や皮弁，大網弁などを適宜選択して手術してしまうこともあります．

Q40 最新の陰圧閉鎖療法とは？

　海外では陰圧閉鎖療法（NPWT）の開発が進んできましたが，最新のNPWTにおける革新的技術は主として4つあります．それは，①創面を洗浄できるNPWT，②開腹創（open abdomen）に使用できるNPWT，③縫合創に使用できるNPWT，④遠隔モニタリングできるNPWTです．

1. 創面を洗浄できるNPWT（図1）

　基本的には，間欠的灌流治療併用NPWT（NPWT with instillation）と，持続的灌流治療併用NPWT（NPWT with irrigation）の2通りの方法があります．

　前者は，海外では2002年に米国KCI社によりNPWTi（V. A. C. Instill® Wound Therapy）として製品化され，さらに2011年には多種多様な創に応用できるシステムV. A. C. Ulta® Therapy System with V. A. C. VeraFlo™ Instillation Therapyが販売されました．この製品では洗浄液の灌流，陰圧による吸引を周期的に繰り返し，洗浄の間隔や洗浄液の内容を自由に設定できます．NPWTiを使用した報告では，通常のNPWTと比較して治療時間や入院期間が短縮するという報告や，洗浄液の内容（水道水，生理食塩水，各種消毒薬，抗生物質，局所麻酔薬）の効果や，洗浄時間の検討をしているものが多いです．現在，日本でもV. A. C. Ulta®が使用できます．

　後者は国内ではカスタムメイドで使用している報告が散見されるほか，海外でもSVED® Wound Treatment System（Cardinal Health社，米国）などの商品が存在します．

2. 開腹創に使用できるNPWT（図2）

　ABThera™ Open Abdomen Negative Pressure Therapy（OA NPT）がKCI

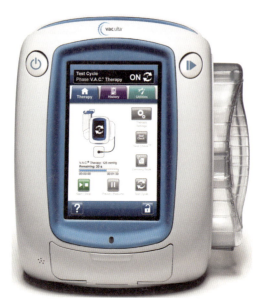

図1 V. A. C. Ulta® 型陰圧維持管理装置（提供：KCI社）

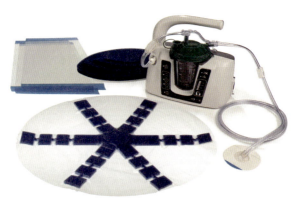

図2 ABThera™ Negative Pressure Therapy Unit（提供：KCI社）

社から2012年に正式に開腹創用のシステムとして販売となりました．一時的腹壁閉鎖システム（temporary abdominal wall closure system：TAC system）と表記されることもあります．これに続き，Smith & Nephew 社からも

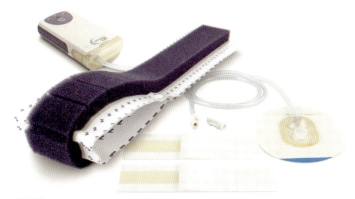

図3 Prevena™ Incision Management System with Prevena™ Customizable™ Dressing （提供：KCI社）

RENASYS™ AB Kit として同様の製品が販売されています．OA NPT により腸管の浮腫が軽減し，救命率が上昇することが報告されています．

3. 縫合創に使用できる NPWT（図3）

　Incisional negative pressure wound therapy（iNPWT）として，2010年にKCI社によって販売されました．これに続き，他社からも同様の製品が販売されています．形成外科医は縫合技術にこだわりをもつことが多いため，「粗く縫っても NPWT をつければ治る」というコンセプトには共感できない部分も多いです．しかし丁寧に縫合しても，肥満患者における腹部手術後の創や，慢性潰瘍の皮弁術後創，全身状態不良の患者において，創哆開を経験することがあります．このような場合，手術直後から縫合創に NPWT を装着することにより合併症が減ると報告されているのが本法です．わざと粗く縫い，糸と糸の間に小さく切ったフォームを差し込み，その上から細長いフォームを当てて創縁から滲出液を吸引する方法も学会報告として散見されます．凝固してしまう血液の吸引はむずかしいようですが，リンパ液は吸引できるため，縫合創哆開の高リスク患者においては，ドレーンにかわる新たなドレナージ法といえます．形成外科領域ではこのようなハイリスク症例が対象となりますが，他の対象としては，関節部を手術する整形外科や，手術部位感染（SSI）の発生が問題となる胸部外科や腹部外科で使用される機器と

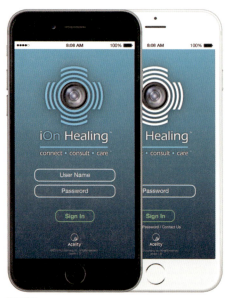

図4　iOn Healing™（提供：KCI 社）

なっています．

4. 遠隔モニタリングできる NPWT（図4）

　2015 年より KCI 社では遠隔モニタリングシステムを導入しました．この iOn Progress™ Remote Therapy Monitoring は，同社のポータブル NPWT システムである ActiV. A. C.™用のモニタリングシステムです．NPWT が小型化すれば，病院外での使用頻度が増えるため，遠隔モニタリングが重要となります．このような経緯から，随時遠隔モニタリングでき，トラブルに対処できるシステムが作られました．リークなどの問題が生じた場合，KCI 社のサポートセンターで状況を把握し，患者に電話を入れることで早急に対処を行うシステムです．さらに KCI 社は iOn Healing™という医療従事者向け携帯アプリケーションを提供しており，簡単に患者に NPWT を指示したり，問題点を相談できるシステムを確立しています．

Q41 メカノバイオロジーと創傷治癒の関係は？

　地球上の生命は重力を常に感受しています．進化の過程で，地球上の環境があってわれわれの体が形成され，現在の三次元形態が保たれていると想像されます．たとえば宇宙飛行士は地球に帰還すると歩行できなくなりますが，その原因は重力がなくなることによる骨密度の減少，関節軟骨の吸収，筋肉の萎縮によります．このような環境下で，いくら優れた幹細胞を骨や軟骨に注射したとしても，治療にはならないことが推察されます．それは周囲の環境によって，細胞が恒常性を維持していると考えられるからです．

　皮膚および軟部組織には，自然の状態で張力をはじめとするいろいろな力が生じています．たとえば，皮膚をメスで切開すると，自然に創が開きます．これは普段から皮膚に張力がかかっている証拠です．リンパ浮腫では，皮下の組織圧が高くなり，リンパ液が傷から漏出する状態となります．

　これら物理的刺激が，創傷治癒過程に大きな役割を担っていることが最近わかってきたのです．たとえば外傷によってできた開放創や，結果的に生じた硬い瘢痕は，細胞の物理的環境の破綻であると考えられ，物理的環境を是正することが治療につながります．物理的刺激の少なくなった創には陰圧閉鎖療法（Q38 参照）などで物理的刺激を加える，物理的刺激が過剰になった創からは物理的刺激を取り除く（Q59 参照）ことが必要です．創傷治癒を考えるには物理的刺激の意味をもっと深く考える必要があるのです．これを研究する分野がメカノバイオロジー（mechanobiology）です．

　メカノバイオロジーとは，張力やせん断応力，静水圧や浸透圧といった物理的刺激が，細胞や組織，臓器にどのような影響を与えるかを解析する研究領域です．皮膚こそ体内と体外それぞれから常に物理的刺激を受けている組織であり，創傷治癒や組織再建，再生医療を実践する創傷外科医・形成外科医はメカノバイオロジーを理解しておく必要があります．

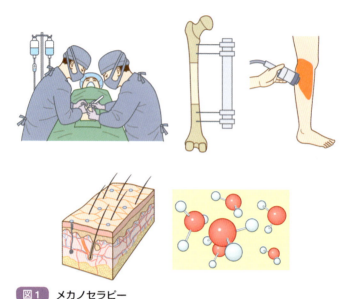

図1 メカノセラピー
メカノセラピーは，臓器・組織・細胞そして細胞内の分子構造に物理的刺激を
加えたり抑制したりする医療であり，創傷治療にも応用が期待されている．

　物理的刺激は組織から細胞，細胞膜から核内へ，さまざまな構造を通じて感受され，物理化学的信号に変換されながらシグナル伝達経路に影響を与えることがわかっています．たとえば，皮膚や創を伸展しただけでも，細胞はその刺激を感じ，遺伝子発現が変化することが実験的に示されています．
　創傷治癒における物理的刺激が与える影響のよい例として，陰圧閉鎖療法の研究があります．マウスの背部に作成した創を，ポリウレタンフィルムで被覆したもの，ポリウレタンフォームで被覆したもの，ポリウレタンフォームで被覆して圧迫したもの，ポリウレタンフォームで被覆して陰圧を加えたものをそれぞれ比較検討したところ，フォームで被覆して圧迫したもの，フォームで被覆して陰圧を加えたもので，血管新生，細胞増殖が促進しました．この実験から，純粋に物理的刺激が，創傷治癒を促進させうることが示唆されています．
　従来，物理的刺激を加える医療は，筋肉に対して行うリハビリテーションでした．今後は，あらゆる臓器・組織・細胞そして細胞内の分子構造に物理

的刺激を加えたり抑制したりする医療が展開される可能性があります．これらを「メカノセラピー（mechanotherapy）」といいます（図1）．創傷外科・形成外科の領域で行われてきた骨延長術やエキスパンダー手術なども，手術におけるメカノセラピーの一つと考えられますが，今後メカノセラピーはますます発展していくことでしょう．

【参考文献】
1) Huang C, Holfeld J, Schaden W et al：Mechanotherapy：revisiting physical therapy and recruiting mechanobiology for a new era in medicine. Trends Mol Med **19**：555-564, 2013

Q42 高気圧酸素治療とは？

　一般的に大気圧の2倍の気圧（2気圧，水圧でいうと10mの水深と同じ圧力）で1時間以上100％酸素を呼吸することを高気圧酸素治療といいます．血液内の酸素には，結合型酸素と溶解型酸素の2種類があります．高気圧下では血清中に酸素が溶ける量が増え，溶解型酸素が増えると同時に，ヘモグロビンに結合している酸素が増えます．

　創傷治癒には酸素が必要ですが，糖尿病や虚血肢における慢性潰瘍などでは，酸素が慢性的に不足しています．このような場合，高気圧酸素治療を行うと不足している酸素を補うことができます．ただし，創傷治癒は前述してきたように非常に複雑な仕組みです．高気圧酸素治療を行ったからといって，今まで治らなかった傷がみるみる治った，というわけにはいきません．陰圧閉鎖療法や各種創傷被覆材，薬剤などを複合的に用いる集学的治療の一つとして使用されています．

　慢性潰瘍以外には，前述したたいへん怖いガス壊疽（Q2参照）などでは，酸素が嫌いな嫌気性菌が増えることがありますので，高気圧酸素治療はガス壊疽にも効果がありますし，移植手術によって虚血になってしまった移植組織の救済（部分的に壊死が進行しそうな皮弁末梢の虚血など）に使われることもあります．

　昔はタンクの中が100％酸素になっていたのですが，爆発事故の経緯があり，今ではタンクの中で気圧だけを高くし，100％酸素は酸素マスクで吸うようになっています（図1）．ただし，高圧環境下では依然，火災のリスクがあります．わずかな発火元でも火勢が拡大するため，タンクにはマッチやライターはもちろん，使い捨てカイロや時計，電子機器，消毒用アルコールは持ち込まないように徹底しなければなりません．今では陰圧閉鎖療法を行っている患者が高気圧酸素治療を受ける状況が多々あります．陰圧閉鎖療法の

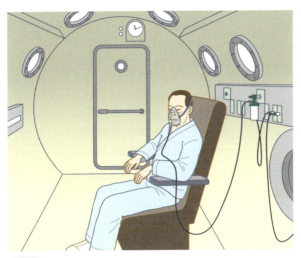

図1 高気圧酸素治療中の患者

機器が小型化し，ポケットに入る大きさになっているため，タンクに入る前に陰圧閉鎖療法の機械を取り外すことを忘れてはなりません．

Q43 陰圧治療と陽圧治療の関係は？

　陰圧閉鎖療法と高気圧酸素治療は，同時に行うことのできる治療です．陰圧閉鎖療法は傷に陰圧をかける治療ですが，高気圧酸素治療は陽圧を加える治療です（図1）．陰圧と陽圧を加える，まるで相反する二つの治療を同時に行うように思えます．

　陰圧閉鎖療法は，傷に物理的刺激を加えることにより組織が歪み，細胞が引っ張られたりして変形し，遺伝子発現が変化することを利用したものです（Q38 参照）．物理的刺激を感受した線維芽細胞は，自分の周りに膠原線維を産生して，自分を守ろうとします．物理的刺激を受けた血管内皮細胞は，血管を新生するようになります．よって，赤く盛り上がる血管が豊富な線維性の肉芽組織ができ，傷が埋まっていくわけです．

　一方，高気圧酸素治療は，タンクの中にいる間は理論上は傷にも直接陽圧がかかるはずですが，短時間しか滞在しないのでガス交換主体の話になります．陽圧になることで血液中の酸素が増えるので，そちらの創傷治癒への効果が主体と考えられています．創部に直接，陽圧を長時間・長期間かけたときの創傷治癒への影響はまだ研究段階です．

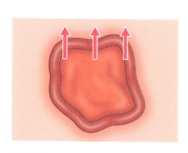
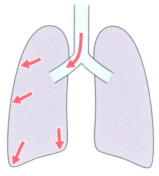

図1　傷にかかる陰圧と肺における陽圧

Q44 傷の手術とは？

　傷の手術には，膿が貯留しているところを切開する切開排膿や壊死した組織を除去するデブリードマンと感染した異物の除去，そして再建手術の2種類があると考えましょう．きれいにする手術と傷を閉じる手術です．

1. 切開排膿，デブリードマン，異物除去

　外科手術創に感染を認めた手術部位感染（SSI）の場合，画像診断および創の開放，洗浄が基本です．異物が埋入していて，感染巣と連続している場合は，異物の除去が前提となります．感染が完全に収束するまで洗浄や創管理を継続し，機能が損なわれる特殊な状況でない限り，再建を行うべきではありません．局所麻酔下の最小限のデブリードマンでは感染創を完全に開放できないことも多いため，全身麻酔下での積極的な感染創のデブリードマンを行うことを心がけます．壊死組織はできるだけ電気メスや剪刀，鋭匙を使い切除します．肉眼的にきれいになり，健常組織にみえる創でも臨界的定着創（critical colonized wound）となっている場合があるため，一見縫合できそうな創でもできる限り開放創とすべきでしょう．

　一般的な外傷から生じた感染の場合，閉鎖環境で感染が生じているときは，同じく画像診断および創の開放，洗浄が基本となります．膿の貯留を認めない感染創の場合，抗生物質の点滴や内服を行って経過をみることもありますが，いつでも手術になる可能性を考えたうえで治療にあたる必要があるでしょう．

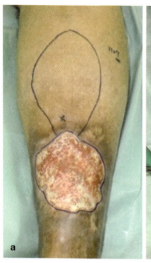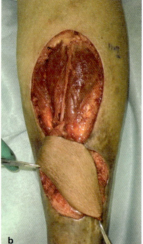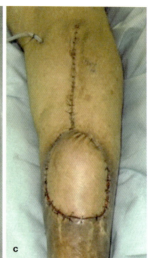

図1 皮弁による傷の再建
a）皮弁デザイン
b）皮弁の挙上
c）術直後

2. 再建（図1）

　創全体が健常肉芽で完全に被覆されたら，植皮や皮弁などを選択して，生体組織で創を被覆します．特に，皮弁は豊富な血流を有しているので，多少の不良肉芽や組織欠損部があっても十分治癒させられるだけの効果を有します．創部に新たな血流を付加する意味でも，血流の豊富な皮弁を選択するとよいでしょう．
　皮膚移植術は，面積の広い創に対して，早期閉鎖を目的として行うことがあります．皮膚移植術には，皮膚の採取方法や採取部位，移植方法などによって多くの分類がありますが，代表的なものは鼠径からの全層皮膚移植術，大腿からの分層皮膚移植術などです．植皮は薄く採取して移植したほうが，移植床で早く血行が再開し，生着しやすいという利点があります．しかし全層植皮に比べて，整容的に劣り，また異常知覚となることが多い欠点を有します．適宜，皮膚の厚さを調節して用いることができるところは便利で

しょう．ただし，移植床の血流が大切で，血流の乏しい傷に皮膚を移植しても生着しませんので，傷の状態によっては植皮を選択できない状況があります．

　一方，皮弁は血流が維持された状態で移植する皮膚です．なので，下が血流に乏しい腱などの組織であっても，被覆することができます．皮膚に血流を維持したまま，すなわち血管をつけたまま，移植床に移動させるのが皮弁です．局所皮弁術は創の周囲から採取して，皮弁を移動させるものであるのに対して，遊離皮弁術のように皮弁を遠隔部で血管つきで挙上し，いったん切離し，移植床で顕微鏡下に血管吻合して移植する方法もあります．これらの皮弁の血流が良好でない場合，高気圧酸素治療のよい適応となりますが，そもそも血流のわるい皮弁を挙上しないようにする無理のない治療計画と技術が，形成外科医・再建外科医に求められます．

Q45 手術後感染を予防するには真皮縫合が大切？

　一般的な外科手術の合併症を防ぐための縫合で，気をつけることがいくつかあります．真皮縫合が大切であるという話は聞いたことがあると思います．形成外科だけでなく，一般的に外科医の間にも真皮縫合の考えが広まっています．しかし，真皮を引き寄せて縫えばよい，表面縫合をしなくて済むように縫う，という安易な考えは，手術部位感染（SSI）だけでなく肥厚性瘢痕やケロイドも生じる原因となります（Q49 参照）．真皮に力をかけて引き寄せて縫えば，真皮で炎症が持続し肥厚性瘢痕やケロイドの原因となります．表面縫合をしなくて済むように意識すれば，真皮縫合が浅くなり，毛包を閉塞させてしまい術後の毛包炎や表皮囊腫などを作ってしまい感染の原因となります．さらに，真皮に意識を向けることで皮下縫合がおろそかになり，死腔や漿液腫，血腫を生じる原因となります．内視鏡の円型創に対して外科医がよく行う手技に巾着縫合がありますが，緊張のかかる部位では，かえって瘢痕に炎症が生じ，SSIの原因にもなるし，目立つ瘢痕を生じます．縫合の方向を考えて直線状に縫合したほうが目立たない瘢痕となるのです．

　形成外科医は，従来から皮下縫合，真皮縫合，表面縫合の三層縫合を行ってきました．顔などの緊張がかからない部位での手術はこれでよいのですが，体幹や四肢など強い力が傷にかかる部位では，SSIや肥厚性瘢痕・ケロイドなど術創のトラブルを最大限予防する目的で，深筋膜や浅筋膜といった組織を使った減張縫合に重点をおき，真皮縫合や表面縫合を最小限にする方法，いわば四層縫合（深筋膜，浅筋膜，真皮最下層，表面）が優れています（図1）．

　創は緊張の少ない状態で縫合すべきで，縫合で障害されやすい脂肪組織や，病的瘢痕が生じる真皮はできるだけ愛護的に縫合します．そのため，筋膜など強固な組織で縫合し，脂肪組織や皮膚を減張することが大切です．

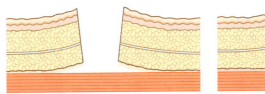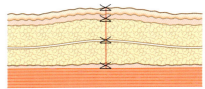

図1 緊張のかかる部位では筋膜下で剥離し皮下で減張する
縫合の基本は，真皮縫合をする前に，創縁が自然と密着した状態を作ること．深い部分をしっかり縫合し，創縁が合ったら，そこから真皮縫合を開始する．

　胸部では大胸筋とその上の深筋膜の間を剥離し，深筋膜同士を 0 や 2-0 のポリジオキサノン糸（PDS® Ⅱ）などで縫合します．腹部では腹直筋と前鞘の間を剥離し，前鞘同士を同様に縫合します．糸は結節保持力，抗張力ともに優れている吸収糸を選択します．たとえば同じエチコン社製の吸収糸でも，PDS® Ⅱはポリグラクチン 910 糸（Vicryl®）よりも抗張力の維持に優れています．縫合部の血流が再開しにくい連続縫合よりも結節縫合がよく，途中で切れてもすべてがほどけてしまうことがない有棘縫合糸（Stratafix®）を用いる方法もあります．

　皮下脂肪が多い症例の場合，脂肪組織が創縁からはみ出るため，縫合しながら少しずつ脂肪組織を切除します．

　次に浅筋膜を 2-0 や 3-0 PDS® Ⅱで縫合します．脂肪組織の中に白い線維性の狭義の浅筋膜が認められるため，これに糸をかけます．一般外科医にとって「浅筋膜」は脂肪層全層を意味することが多いですが，これは広義の浅筋膜であり，胸部や腹部では脂肪層の中に白色の線維組織を確認でき，これが狭義の浅筋膜です．

　垂直方向の血流を有している脂肪組織と異なり，浅筋膜や深筋膜などの膜構造は水平方向の血流を有しているため，糸をかけても虚血になることは少ないといえます．頸部や乳房では，胸部や腹部に比べてかかる張力がそれほど強くないため，浅筋膜の縫合でしっかりと皮膚にかかる張力を減弱するとよいでしょう．

　深筋膜や浅筋膜の縫合が終了すると，真皮縫合をする前に，ほぼ創縁が互いに密着します．この状態になってから，4-0 や 5-0 PDS® Ⅱで最小限に真皮縫合を行うのです．真皮の最下層同士を軽く縫合するだけでかまいません．

真皮縫合で創を引き寄せない，また毛包にかからないように浅く糸をかけないようにすることが大切です．その後，炎症反応を生じにくい 5-0 や 6-0 ポリプロピレン糸やナイロン糸（Prolene® や Ethilon®）などの非吸収糸で表面縫合を行います．表皮から真皮の最上層のみに針を通し，軽く表面を合わせます．ダーマボンド® などの縫合用接着剤は，創面の段差をぴったり合わせるのは困難で，縫合面に接着剤が流入しないよう注意します．ステープラーは縫合糸痕が残存しやすく，できるだけ用いないようにします．

　縫合が終了したらワセリン基剤の軟膏を塗布し，非固着性ガーゼで表面を覆い，ガーゼを当てて手術終了とします．術後翌日に出血が認められなければ，テガダーム™ などのフィルム材で保護します．抜糸は 7～10 日程度で行うようにします．

　皮膚を縫い始める前に，創縁が自然に合う状態をいかに作れるかということが，SSI や肥厚性瘢痕・ケロイドなど病的な瘢痕の発症を予防する秘訣なのです．

Q46 形成外科とは？

　診療科として「形成外科」という名前を聞いたことがあると思います．一般的に広義の形成外科の中に狭義の形成外科，再建外科，美容外科が内包されています（図1）．

　狭義の形成外科は，先天異常に対する外科でしょう．唇裂・口蓋裂・小耳症・合指症など，マイナスをゼロに戻す治療です．一方，再建外科とは熱傷や外傷，がんや糖尿病などの疾病で失った組織を作る，すなわち後天的にマイナスになったものをゼロに戻す治療です．美容外科は医学的には正常なものをプラスにもっていく医療です．ではこれらの一見バラバラな三つの領域が，なぜ一つの「形成外科」という診療科としてまとまっているのでしょうか．それは究極の整容・機能の獲得を目的とする「理念」そして「手術手技」が共通であるからなのです．

　近代の形成外科の大きな特徴は，マイクロサージャリーを用いた手術が可

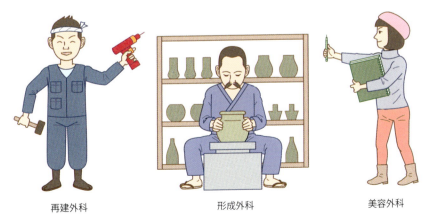

図1　広義の形成外科は狭義の形成外科，再建外科，美容外科からなる

能になったことでしょう．1962 年に米国の Malt と McKhann によって切断された上腕の再接着が行われ，1965 年には日本の小松と玉井によって母指の再接着が施行されました．

1966 年には米国の Harry J. Buncke がサルの足の趾を手に移植することに成功し，血管つきで組織を採取し別の部位に移植する「自家遊離組織移植」が発達し，前述した「遊離皮弁」などが日常的に行われています．今では形成外科医が修得する基本手技の一つとなりました．現在では，顕微鏡の性能も向上し，内径が 0.5 mm 以下のリンパ管も吻合できます．リンパ浮腫に対して，リンパ管を静脈と吻合してリンパ液を血液に流す治療，リンパ管静脈吻合手術が行えるようになりました．さらには海外では屍体から人の顔を移植する顔面移植が行われるようになっています（**Q48 参照**）．

このように形成外科は，患者の生活の質（quality of life：QOL）に貢献するための科といえます．よって，傷の治療に関しては専門中の専門です．特に傷を扱う形成外科医を，創傷外科医ということもあります．

Q47 美容外科手術の後に傷ができることがある？

　美容外科といえば，きれいになるための手術です．美しくなるために手術を受けて傷ができてしまうことがあるのでしょうか？　残念ながら現状ではそのようなことが時々あるのです．

　たとえば，美容外科では体に吸収されない材料を用いることがあります．インプラントといいますが，鼻を高くするもの，乳房を大きくするためのインプラント，いろいろあります．ところが手術中に血流のわるい組織を作ってしまったり（インプラントを入れるために皮膚を薄く剝離しすぎたなど），手術操作が不潔で大量の細菌が術創に混入したといったことが起こると，細菌がインプラントの表面でどんどん増え（汚染，定着），周囲の組織に侵入し感染し，皮膚に穴が開いたりするのです．

　またフィラーといって，皮膚の凹んだ部分を膨らます目的で，ヒアルロン酸などを入れることがあります．いずれ吸収される吸収性フィラーは安全である場合がほとんどですが，非吸収性フィラーはたいへん危険です（図1）．手術してから何年も何も問題が起こらなくても，10年目で突然手術部位が腫れたりすることがあります．これは体調を崩したときに起こることがあり，高熱を出したときに血中に入った細菌が異物の周囲にたどり着き，そこで汚染，定着，感染が生じるのです．この晩期感染は1％程度の患者には生じるといわれます．

　やはり体の中に異物を入れるというのは，頻度は多くなくてもリスクはあるということです．これが病気やけがを治すためのインプラントであれば，万が一感染が起こっても「仕方ないことだ」とあきらめがつく場合が多いと思いますが，美容外科の場合，たとえば顔に穴が開いてしまった場合「何でこんな手術を受けてしまったのだろう」という後悔の気持ちと，目立つ場所の傷によるストレス，この両方が患者を苦しめます．なかには薬では改善し

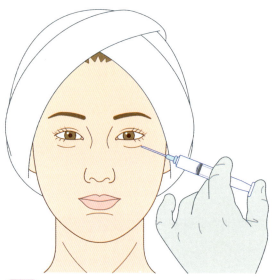

図1 非吸収性の物質を注入してはならない

ない疼痛を感じてペインクリニックに通ったり，不必要な手術を繰り返して受けてしまうポリサージャリーという状態に陥る患者もいます．
　美容外科手術を施術する場合は，将来的にどのような不具合が起こる可能性があるのか，そういったことを丁寧に説明し，また問題が起こったときは真摯に対応する．そのような誠実な姿勢が美容外科医に求められていると思います．

Q48 顔面移植とは？

　顔に大きな傷ができたとき，形成外科ではそれを自家移植といって体の他の部位から血管つきで組織を移植する手術をしています．しかし，海外では顔全体を取り替えてしまう手術が行われています．

　顔面移植は，他人から臓器を移植する同種移植の一つです．この移植医療の発展には形成外科医が大いに貢献してきました．米国の形成外科医 Joseph E. Murry は，当時知られていた一卵性双生児間で皮膚移植が生着するという事実から，一卵性双生児間ではあらゆる臓器が移植できるはずだと考え，イヌで腎臓を移植することに成功し，1954 年に世界初のヒト生体腎移植手術に成功しました．この形成外科医による偉業は，その後の免疫抑制薬の開発の発端となったのです．Murry は 1990 年，形成外科医として唯一のノーベル生理学・医学賞の受賞者となりました．

　そして 1998 年，フランスで脳死者からの手の同種移植が行われました．さらには 2005 年，フランスで飼い犬に襲われて損傷した女性の顔面に対し，自殺した女性からの同種顔面移植が行われたのです（図1）．現在まで，世界中で顔面移植が行われ，手術件数は 50 件に到達しようとしています．しかし免疫抑制薬を生涯服用し続けることは，感染や悪性腫瘍発生のリスクを増大させることはいうまでもありません．実際，図 1 の女性は手術を受けてから 11 年後の 2016 年に，がんで亡くなりました．

　「臓器の移植に関する法律」において，四肢や顔面の移植が認められていない現在，日本で同種顔面移植が施行される可能性は低いです．1968 年に起こった和田事件も日本人に影を落としており，また日本人に浸透している仏教・老荘思想にも臓器移植を受け入れにくい素地があるのでしょう．

　しかし，生活の質（QOL）の改善のため，傷の治療のために命がけの手術ができる時代になったといえます．家族と一緒にもう一度外出したいという

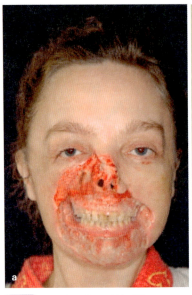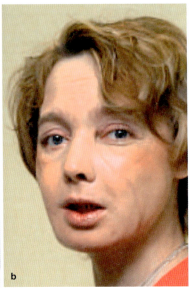

図1 世界初の顔面移植手術
 a）受傷後（2005年6月）
 b）術後4ヵ月
(Devauchelle B, Badet L, Langelé B et al：First human face allograft；early report. Lancet **368**：203-209, 2006 より許諾を得て転載)

気持ちから，顔面移植を受ける患者もいると聞きます．自分のための手術なのか家族のための手術なのか．医療は新たな倫理的問題を考える時代に突入したといえるでしょう．

3

傷あとの診断

Q49 傷あとが盛り上がることがある？

　傷あとが1～2ヵ月して徐々に赤く盛り上がってきたら，肥厚性瘢痕やケロイドの可能性があります．たとえば，女性では帝王切開の後の傷が盛り上がって痛むとか，ピアスの穴からしこりができたとか，顎や胸の痤瘡（ニキビ）が治らずにしこりになることもあります．あるいは，子供のころのBCGの注射跡がずっと赤く盛り上がっている，といったことがあるのです．まず，いくつかの傷あとのタイプを説明します（図1）．

　擦り傷や切り傷，また痤瘡や手術による傷が治ると，傷あとが残ることがあります．一般的に深い傷ほど目立つ傷あととなり，美容的に問題となります．浅い傷でも面積が広いとやはり目立つ傷あとになることがあります．最初は赤かった傷が，時間が経つにつれ肌色～白色に近づいていくのが普通の経過で，このような傷あとを「成熟瘢痕」といいます．一般的に成熟瘢痕の治療は，単に見た目の問題ですので，健康保険を適用しての治療ができないことが多いです．

　一方，傷ができてからしばらくの間，傷が赤く盛り上がることがあります．これを「肥厚性瘢痕」といいます．深い傷は肥厚性瘢痕となることが多いですし，傷が関節や首など，体が動くと引っ張られる場所にできると，ほとんどの傷が肥厚性瘢痕となります．肥厚性瘢痕は炎症がなかなか引かない傷あとと考えるとよいかと思います．関節の傷はいつでも引っ張られるので，炎症がそのつど起こり，なかなか炎症が引きません．完全に炎症が引くまで，1～5年くらいかかることもあります．

　傷あとには，肥厚性瘢痕よりも炎症が強いものがあり，それを「ケロイド」といいます．ケロイドの発症には後述する「ケロイド体質」（Q50参照）の関与が大きく，遺伝することもあります．ケロイドは特に意識しないような小さな傷，たとえば痤瘡や毛包炎などからもでき，何もない場所に突然でき

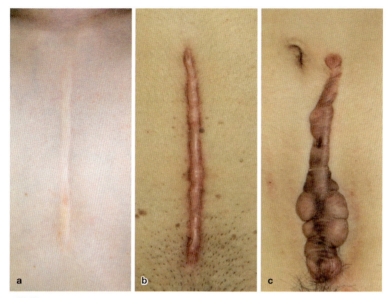

図1 傷あとの種類
a) 成熟瘢痕
b) 肥厚性瘢痕
c) ケロイド

たように思えるものもあります．胸や肩，腹（特に帝王切開をした人の下腹部），またBCG注射をされた腕，ピアスを開けた耳にできることもあります．幼少期からケロイドができる人や，高齢になってからはじめてケロイドができる人もいます．その原因や悪化要因はさまざまです．肥厚性瘢痕よりも炎症が強く長く続くものと思ってください．

また，肥厚性瘢痕やケロイドを治療しないで放っておいた場合，また効果の弱い治療を続けてしまった場合，徐々に線維が蓄積して硬くなり，関節などで引きつれを起こすことがあります．これを「瘢痕拘縮」といいます．瘢痕拘縮を生じてしまうと，軟らかくなるまでに相当な時間がかかりますので，手術をすることも考えねばなりません．

このようなケロイドでも最近では，しっかり早期から治療すれば，完治できるようになりました（Q62参照）．早めの診断が肝心なのはいうまでもありません．

Q50 傷あとが盛り上がる原因は？

　成熟瘢痕，肥厚性瘢痕，ケロイド，瘢痕拘縮という状態は，局所的あるいは全身的な因子のバランスで起こります（図1）．いろいろな悪条件が重なるとケロイドや瘢痕拘縮という状態になると考えられます．局所的な問題には三つの大きな要因があります．

1. 傷の深さ

　肥厚性瘢痕やケロイドは，熱傷や外傷，毛包炎，手術創やBCG，ピアス穴などからできます．皮膚は表皮と真皮からできていますが，この真皮の深い部分（真皮網状層）に傷ができると発症します．痤瘡でも皮膚の表面近くで生じた浅いものではケロイドになりませんが，毛穴の毛根近くで生じた深いものではケロイドになります．

2. 傷の治り方

　傷の治り方が遅いと，肥厚性瘢痕やケロイドができるリスクが上がります．浅い傷でも，痒みで掻いてしまったり，関節などに傷があって毎日傷が引っ張られるといった状況があれば，炎症が深いところまで広がり，肥厚性瘢痕やケロイドを発症することもあります．たとえばBCGの注射では，いわゆる「ケロイド体質」がなくても注射した場所が何ヵ月も赤く腫れることがあります．またピアスでは着脱を繰り返すたびに膿が出ることがあります．これらは肥厚性瘢痕やケロイド発症のリスクになります．すなわち，強い炎症が続くということがリスクになるのです．糖尿病でも傷の治り方は遅くなりますが，炎症がとても弱いので，肥厚性瘢痕やケロイドはできないことが多いです．

体質

遺伝的因子

全身的因子

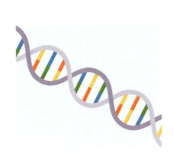

一塩基多型
など

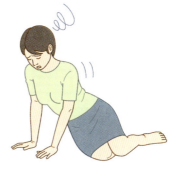

高血圧
炎症性サイトカイン
性ホルモン
など

局所的因子

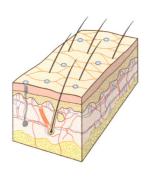

張力（物理的刺激）
真皮網状層の炎症
創傷治癒遅延
など

図1 傷あとの重症度にはいろいろなリスク因子が関与する

3. 傷にかかる力

　昔から肥厚性瘢痕やケロイドは，前胸部や肩甲部，下腹部など日常動作で頻繁に皮膚が引っ張られる場所に多いことが知られてきました．一方，頭頂部（頭のてっぺん）や前脛骨部（向こう脛）からはめったに肥厚性瘢痕やケロイドができません．これらの部位は皮膚をつまもうとしても直下に骨があるためむずかしく，体の動きに伴って皮膚が引っ張られることがない場所です．さらに上眼瞼（うわまぶた）から肥厚性瘢痕やケロイドが発生することもまれです．強く目を開けても，つぶっても，うわまぶたの皮膚は弛んだ状態で，緊張が生じないためと考えられます．このように，傷が引っ張られると炎症が生じるのですが，毎日の体の動きで傷に力がかかり続けると，炎症が続き，肥厚性瘢痕・ケロイド発症のリスクが上がります．

Q51 ケロイド体質とは？

　いろいろな体質が知られるようになっています．肥厚性瘢痕やケロイドができやすい全身的因子と考えるとよいでしょう．さらには未知の遺伝因子もあると思われますが後述します（Q52 参照）．

1. 妊娠・女性ホルモン（図1）

　肥厚性瘢痕やケロイドは妊娠で悪化することが知られてきました．血管腫も同様に妊娠時に悪化することが知られており，局所の血流増加（妊娠32週で，30〜50％血液量が増加します）や，妊娠中に増加するエストロゲン，プロゲステロンなどの性ホルモンによる血管拡張作用あるいは毛細血管の増殖が原因と考えられています．また肥厚性瘢痕やケロイドの患者が子宮筋腫や子宮内膜症で偽閉経療法を受けると，その炎症が軽減し，痒みなどの自覚症状だけでなく隆起や赤さなどの他覚症状も軽快して成熟瘢痕になっていきます．ただし，偽閉経療法は骨粗鬆症などのリスクが多々ありますので，肥厚性瘢痕・ケロイドには治療として使えません．

2. 思春期

　女性だけでなく，男性も性ホルモン（アンドロゲンなど）がケロイドの悪化因子となります．特に痤瘡がたくさんできるような思春期は要注意です．痤瘡をこじらせて炎症が持続すると，肥厚性瘢痕やケロイドが発症します．

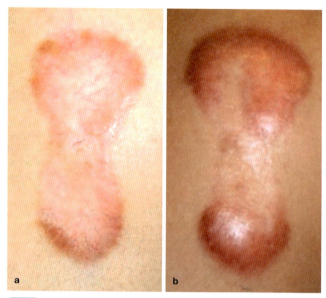

図1 ケロイドは妊娠で悪化する
a）妊娠前
b）妊娠によって悪化したケロイド

3. 高血圧

　高血圧の患者は，動脈硬化で血管抵抗が増強し，水の出るホースを指でつまんだように血液の流れが速くなります．よって，傷の部分の炎症が強くなり，肥厚性瘢痕やケロイドが悪化すると考えられています．高血圧がある患者が大きな手術を受ける場合は要注意です．

4. 全身の炎症

　大きな外傷や熱傷，手術などでは，全身に強い炎症が起こります．このとき，全身的な炎症反応（サイトカインストーム）が生じます．このような状態では，普通は肥厚性瘢痕やケロイドにならない傷でも，肥厚性瘢痕やケロイドになることがあります．たとえば植皮術の採皮創は，薄く皮膚をとった

後なので普通は肥厚性瘢痕・ケロイドはできませんが，サイトカインストームがあると，赤く隆起した傷あととなります．

5. 過度の飲酒・長時間の入浴・激しい運動

　飲酒や入浴，運動後に肥厚性瘢痕やケロイドの痛みを訴える患者は多いです．これには血管が広がったり，血液の流れが速くなることなどが関係していると思われます．よって，過度の飲酒や，傷に力が加わるような運動は避けることが必要です．このような生活習慣も悪化因子の一つと考えられます．職業では建設業や農業や漁業といった体を使った仕事は，ケロイドがなかなか治らないリスクになります．

Q52 ケロイドは遺伝する？

　親にケロイドがあるからといって，子供にケロイドが必ずできるということはありません．しかし，親子で重症のケロイドが遺伝したり，母娘ともに帝王切開の傷が肥厚性瘢痕になっている患者がいます（図1）．一塩基多型（single nucleotide polymorphism：SNP）というゲノム上の一塩基の違いの研究が進んでおり，ケロイドの発症や重症化と，この一塩基多型の関係が指摘されています．しかし「ここのSNPがこうなっていたら，肥厚性瘢痕やケロイドを発症する」とまでは言い切れないのが現状です．今も研究が続いています．

　さらに人種では黒人にケロイドができやすく，白人にはできにくいことが知られています．SNPをはじめいろいろな遺伝因子の探索が行われています．

　まだ未知の遺伝因子もみつかる可能性があります．しかし，動物でケロイドを作ることができないため，研究は難航しています．

　ただし，肥厚性瘢痕やケロイドは，後述しますが早期診断・早期治療が大切です．どんなに体質があっても，遺伝因子をもっていても，痤瘡や傷をこまめにケアすれば，傷あとを目立たなくすることが可能です．もし親に肥厚性瘢痕やケロイドがあるのであれば，子供にも同じようなものができる可能性がありますので，日ごろから注意するように説明しましょう．

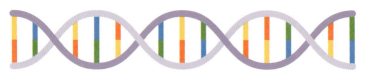

図1　ケロイドの重症度に関与する遺伝因子の研究が進んでいる

【参考文献】
1) Nakashima M, Chung S, Takahashi A et al：A genome-wide association study identifies four susceptibility loci for keloid in the Japanese population. Nat Genet **42**：768-771, 2010
2) Ogawa R, Watanabe A, Than Naing B et al：Associations between keloid severity and single-nucleotide polymorphisms；importance of rs8032158 as a biomaker of keloid severity. J Invest Dermatol **134**：2041-2043, 2014

Q53 ケロイド・肥厚性瘢痕の症状は？

　瘢痕・ケロイド治療研究会では，JSW Scar Scale（JSS）という肥厚性瘢痕やケロイドを診断するツールを発表しています（表1）．このツールでは肥厚性瘢痕やケロイドといった目立つ傷あとを診察したときに，それが専門的加療を要するケロイドに近いものなのか，通常の治療で治癒する肥厚性瘢痕なのか診断できるようになっています．

　肥厚性瘢痕は，傷の形がそのままで赤く盛り上がるイメージで，痛痒いのが特徴です．手術創では細長く傷が赤く隆起します．一方ケロイドは，蝶形，ダンベル形，カニ爪状といわれるような不整形になります．これらはケロイド周囲の皮膚にかかる張力によって決まる（引っ張られる方向に増大する）と考えられています．

　ケロイドは肥厚性瘢痕よりも炎症が強く，長く続きますので，痛みや痒みなどの自覚症状も強く，盛り上がりや赤さも強い傾向があります．

表1 JSW Scar Scale 2015

JSW Scar Scale (JSS) 2015（ケロイド・肥厚性瘢痕 分類・評価表）

分類表（グレード判定・治療指針決定用）

リスク因子

1. 人種	黒色系人種	2	
	その他	1	
	白色系人種	0	
2. 家族性	あり	1	
	なし	0	
3. 数	多発	2	
	単発	0	
4. 部位	前胸部、肩-肩甲部、恥骨上部	2	
	その他	0	
5. 発症年齢	0歳〜30歳	2	
	31歳〜60歳	1	
	61歳〜	0	
6. 原因	不明もしくは微細な傷（ざ瘡や虫刺され）	3	
	手術を含むある程度の大きさの傷	0	

Present symptoms

7. 大きさ（最大径×最小径 cm²）	20cm²以上	1	
	20cm²未満	0	
8. 垂直増大傾向（隆起）	あり	2	
	なし	0	
9. 水平拡大傾向	あり	3	
	なし	0	
10. 形状	不整形あり	3	
	その他	0	
11. 周囲発赤漫潤	あり	2	
	なし	0	
12. 自覚症状（疼痛・掻痒など）	常にあり	2	
	間欠的	1	
	なし	0	

計 0-25

備考
0-5　　　正常瘢痕的性質　（治療抵抗性：低リスク）
6-15　　肥厚性瘢痕的性質（治療抵抗性：中リスク）
16-25　　ケロイド的性質　（治療抵抗性：高リスク）

評価表（治療効果判定・経過観察用）

1. 硬結				
0：なし	1：軽度	2：中等度	3：高度	
2. 隆起				
0：なし	1：軽度	2：中等度	3：高度	
3. 瘢痕の赤さ				
0：なし	1：軽度	2：中等度	3：高度	
4. 周囲発赤漫潤				
0：なし	1：軽度	2：中等度	3：高度	
5. 自発痛・圧痛				
0：なし	1：軽度	2：中等度	3：高度	
6. 掻痒				
0：なし	1：軽度	2：中等度	3：高度	

計 0-18

備考
軽度　　：症状が面積の1/3以下にある、または症状が間欠的なもの
高度　　：症状がほぼ全体にある、または症状が持続するもの
中等度　：軽度でも高度でもないもの

＊判定は初診時に行う
（すでに治療が行われている場合、問診を参考にし、治療前の症状を可能な限り評価する）
＊範囲の大きいものでは、症状が最も強い部分を評価する
＊複数あるものでは、それぞれにつき、4-12を個別に評価する（1-3は共通）

［小川　令ほか：瘢痕・ケロイド治療研究会 ケロイド・肥厚性瘢痕 分類・評価ワーキンググループ．JSW Scar Scale（http://www.scar-keloid.com/download.html）（最終確認：2019年3月7日）より許諾を得て転載・一部改変］

Q54 ケロイド・肥厚性瘢痕の違いは？

　瘢痕は創傷治癒過程で生じるものであり，創傷治癒は炎症反応によって進行します．よって白血球などの炎症細胞が瘢痕の中には多数存在しますが，炎症が過剰に生じると，創を治すために必要なシグナルが炎症細胞から出続けてしまい，毛細血管や神経線維の増生，膠原線維の産生が過剰に生じます．よって赤い，痛い，盛り上がった瘢痕ができるわけですが，これを肥厚性瘢痕といいます．炎症が過剰に生じる原因として，もっとも重要なものは創が引っ張られる力（張力）です．たとえば創が絶えず曲げ伸ばしされる足関節部にできれば，毎日歩行時に創に張力がかかり，炎症が長期間持続し，肥厚性瘢痕を生じるリスクが高まります．よって，創の安静・固定が肥厚性瘢痕の予防に大切なのです．また，熱傷のような面積の大きく，炎症が強い傷も肥厚性瘢痕になりやすい特徴があります（図1）．一般的に肥厚性瘢痕を生じた場合，炎症は1～5年以内には鎮静化し，赤さや隆起が軽減して成熟瘢痕となりますが，部位によっては膠原線維が分解されず，引きつれ（瘢痕拘縮）が残存する場合もあります．

　ケロイドは肥厚性瘢痕と同じく，赤い，痛い，盛り上がった瘢痕であり，炎症を伴った瘢痕である点は同じです．しかし炎症が自然には軽減しにくく，もともとの傷の大きさを超えて増大し続ける，肥厚性瘢痕よりも炎症が強いものがケロイドとされます．ケロイドは炎症が強いですから，特に意識しないような毛包炎や小さな痤瘡，表皮嚢腫（粉瘤），BCG予防接種跡やピアス穴からもできてしまいます．この炎症が正常皮膚へ少しずつ拡大していくのです．

　肥厚性瘢痕の病理組織では，真皮網状層に真皮結節といわれる膠原線維塊が出現しますが，ケロイドではこの真皮結節に加えて硝子化した膠原線維が出現します．よって，病理組織上ではケロイドは肥厚性瘢痕から生じるとも

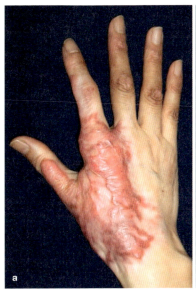 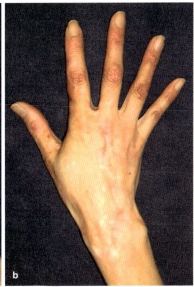

図1 熱傷後の肥厚性瘢痕
a）術前
b）植皮による治療後18ヵ月

考えられるのです．

　よって肥厚性瘢痕・ケロイドはともに，「創傷治癒過程で生じる，真皮網状層で持続する慢性炎症」と定義することが可能で，現段階では炎症の弱いものが肥厚性瘢痕，強いものがケロイド，病理組織では硝子化した膠原線維が認められればケロイド，と考えるのがよいでしょう．実際には患者はこの炎症の強さや持続時間などによってスペクトラム状に分布していると考えられ，肥厚性瘢痕とケロイドを明確に区分するよりも，連続しているものと考えて治療にあたることが大切です．

Q55 ケロイドはヒトにしかできない？

　ケロイドはヒトにしかできないと考えられています．昔はイルカにはできるという迷信がありましたが，これはロボミコーシスという真菌症で，ケロイドとは異なるものと考えられています．DNA がかなりの割合で同じと考えられているチンパンジーでもみつかっていません．マウスにもできないので，動物実験できないことが病態解明・治療法開発の妨げとなっています（図1）．

　マウスの皮膚に傷を作り，張力をかけることにより，人為的に肥厚性瘢痕を作ることは可能です．しかし，ケロイドのように炎症が周囲の皮膚にも広がっていく動物モデルを作成するのは困難です．

　肥厚性瘢痕やケロイドは，創傷治癒過程で生じる真皮網状層で持続する炎症ですが，動物では炎症がいったん生じても，持続することはあまりないようです．まさに自然治癒力に優れている印象があります．

　またヒトの中でも，黒人，黄色人種，白人の順にケロイドが多く発生するとされます．これらの動物の差，人種の差がどのように影響しているのかが徐々に研究されています（Q52 参照）．

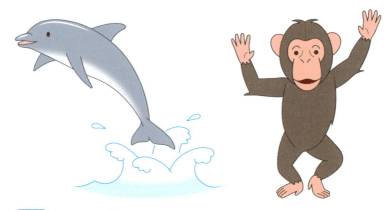

図1　ケロイドは動物にはできない

Q56 どういうときにケロイドに気をつける？

　肥厚性瘢痕やケロイドは好発部位があり，部位によって特徴があるため，気をつけることが違いますので，部位別に説明します（図1）．

1. 耳

　耳介耳垂部や軟骨部では，ピアスが最大の原因です．ピアスの穴を開けたところに硬結ができ，大きくなります．特に不潔なピアス刺入操作による反復する感染，金属アレルギーや接触皮膚炎（かぶれ）を生じたりすると，肥厚性瘢痕やケロイドの発生リスクを高めます．

2. 下顎

　痤瘡や毛包炎，表皮嚢腫（粉瘤）などの持続・反復する炎症が原因で，肥厚性瘢痕やケロイドが発生します．全身的因子が強いと，下顎から頸部や頬部に増大していきます．

3. 前胸部

　前胸部の中央部はもっともケロイドの発生頻度が高い部位です．原因は毛包炎や痤瘡によるものが多いと考えられます．また，胸部外科手術創から発生する肥厚性瘢痕やケロイドも難治性です．上肢の運動によって常に横方向に周期的な伸縮を繰り返しているため，増大したケロイドは蝶形となる特徴があります．女性では乳房による牽引が加わるので下方向にも大きく増殖します．

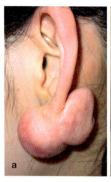
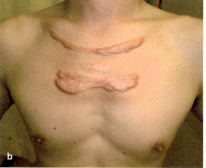
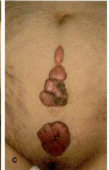

図1 典型的なケロイド
a）ピアスによる耳垂ケロイド
b）痤瘡による胸部ケロイド
c）手術による腹部ケロイド

4. 上腕外側〜肩部（三角筋部）

　古くからBCGや種痘などによる注射の後遺症として，この部位のケロイドが知られてきました．幼少期の注射の薬品成分が長期間の炎症，創傷治癒の遷延を生じ，腕の成長とともに長軸方向にケロイドが増大していくと考えられています．

5. 肩甲部

　伸縮運動の負荷がかかりやすく，胸部と同様の原因によってケロイドが発生しやすい部位です．背部では中央部よりも外側部にケロイドの発生が集中します．

6. 下腹〜恥骨部

　開腹術や帝王切開の手術跡や，内視鏡や腹腔に入れるドレーンチューブの刺入部から肥厚性瘢痕やケロイドが生じます．特に，恥骨部と臍周囲は好発部位といえます．恥骨部は陰毛の毛包炎，臍部は陥凹による皮膚の張力など

が関与すると考えられています．

7. 肘関節・膝関節・手関節・足関節部

　大きく屈曲・伸展運動を繰り返す関節部では創部の真皮網状層で炎症が持続しやすく，ちょっとした擦過創や熱傷，また手術などから肥厚性瘢痕が好発します．前述したいわゆるケロイド体質がある患者はケロイドを発症しやすい場所です．

4

傷あとの予防と治療

手術の後にできるケロイドを予防するには？

　まず手術において肥厚性瘢痕やケロイドができないように工夫する必要があります．縫合の深さと切開の向きに注目する必要があります．

1. 縫合の深さ

　肥厚性瘢痕やケロイドは真皮の大部分を占める真皮網状層から発生します．よって真皮に力がかからないような縫合が求められます．さらには，胸部・背部・腹部のようにある程度の脂肪がある部位の手術創では，脂肪層をきつく縫ってしまうと，脂肪壊死が起こり，そのような壊死組織から手術部位感染（surgical site infection：SSI）が発生する可能性があります．よって，感染を防ぐには脂肪層に力がかからないような縫合が求められます（Q45 参照）．すなわち，顔などの細かい手術では真皮や脂肪層を縫合して創を寄せてもよいのですが，強い張力のかかる体幹や四肢において術後の目立つ傷あとや感染を予防するためには，真皮や脂肪層に力をかけないように縫う必要があるわけです．

　どうすればよいかというと，真皮や脂肪層の張力を解除するためにさらに深い部分を縫えばよく，脂肪層の間にみつかる狭義の浅筋膜（白くみえる薄い線維性の膜）や，筋肉の上にある深筋膜を縫合するのです．特に，肥厚性瘢痕・ケロイドの発症を「患者の体質が原因」と一蹴するのではなく，手術手技に改善の余地があることも念頭におかねばなりません．

　水平方向に血管走行がある膜構造（深筋膜，浅筋膜）は，しっかり縫っても虚血になることは少なく，これらを縫うことで真皮や脂肪層を減張することが可能です．

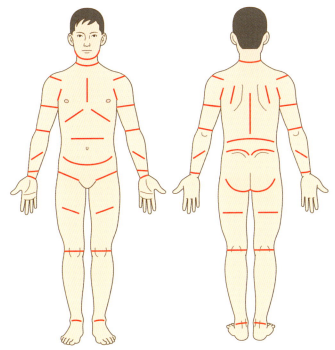

図1 目立たない傷あとにするための理想的な切開線

2. 切開の方向

　膝関節のように，直下に骨がある部位では切開の深さを調節することができないため，切開の方向を工夫する必要があります．

　切開方向と皮膚が日常動作で引っ張られる方向が一致すると，創全体に張力がかかり創傷治癒の遅延をきたし，肥厚性瘢痕・ケロイドの発生リスクが増大します．そこで，皮膚が動く方向に直交する切開を入れるZ形成術を行うと，張力が分散され，合併症のリスクを軽減することができます．

　「relaxed skin tension line（RSTL）」という概念では，しわに沿った切開・縫合は創のトラブルが少ないことが知られています．しわは皮膚のたるみであり，常に皮膚が動く方向に直交する向きにできます．しわがない部分でも，皮膚の動きを考えることで，傷あとにとって理想的な切開線がおのずとみえ

てきます（図1）．

　膝関節：縦方向に張力がかかるため，横方向の切開，あるいはZ型の切開で張力を分散するとよいでしょう．

　肩甲部：横方向にかかる張力を解除するためには垂直方向の切開が理想的でしょう．

　胸部・乳房：大胸筋が水平方向に牽引されるため，胸部正中切開のように垂直方向の切開が理想的でしょう．乳房外側上縁から腋窩に続く切開線（Halstedの切開線）は張力のかかる方向と一致するため，リスクが高いと考えられます．乳房の外周に沿った切開線が理想的です．

　前腕：前腕の動きは回内・回外の動きが大きく影響しており，肘に近い部分は斜め，手首に近づくにつれて徐々に横となることから，斜めの切開線がよいと考えられます．

　手関節：手関節は一見すると横のしわにみえますが，屈曲や尺屈で斜めのしわがみえてくることから，このラインに沿って斜めに切開するとよいでしょう．

　脊椎：腰から上と下では，張力がかかる方向が異なるため，腰から上は縦切開，下は横切開を考慮します．

　腹部：腹直筋で縦方向に牽引されるため横切開がよいですが，正中切開の際は臍下にZ型の切開を施すなどの工夫が必要でしょう．

　このように，術中に「ここの皮膚はどちらに引っ張られるか」と考え，その方向に対して90°の切開線を考えることが重要なのです．

Q58 手術のときに縫う糸は？

　前述したように皮膚・皮下は，できるだけ緊張の少ない状態で縫合すべきであり，縫合で障害されやすい脂肪組織や，肥厚性瘢痕・ケロイドが生じる真皮はできるだけ愛護的に縫合しなければなりません（Q45参照）．そのため，筋膜など強固な組織で縫合し，脂肪組織や皮膚にかかる張力を最小限にした縫合を行う必要があります．

　深筋膜は強固なので，この層を 0 や 2-0 のポリジオキサノン糸（PDS® II）などの吸収糸で縫合します．糸は結節保持力，抗張力ともに優れているものを選択すべきです（図1）．たとえば同じエチコン社製の吸収糸でも，この点で PDS® II は，ポリグラクチン 910 糸（Vicryl®）よりも優れています．この際，基本は結節縫合であり，左右の血流が再開しにくく，また一箇所で切れると傷がすべて開いてしまう連続縫合はすべきではないでしょう．緊張が強い場合は，水平マットレス縫合で深筋膜を縫合してもよいです．最近では棘

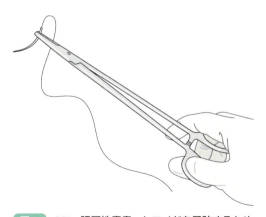

図1　SSI・肥厚性瘢痕・ケロイドを予防するためには糸の選択も重要である

付きの縫合糸（Stratafix®など）がありますので，結節縫合，連続縫合に続く第三の縫合法として注目されています．棘で組織にかかる力を分散することができ，一箇所切れても傷が開くことが少ない特徴があります．

　その次は，浅筋膜を 2-0 や 3-0 PDS® II で縫合します．浅筋膜のレベルでの縫合が終了すると，真皮縫合をしなくても，ほぼ創が互いに密着します．創を十分に隆起させて縫合させると，真皮にかかる張力が最小限となるのです．

　真皮縫合は 4-0 や 5-0 PDS® II で，創縁がほぼ合っている状態で軽く縫合します．真皮縫合で創縁を強い力で寄せなければならない状況では，まだ皮下縫合が足りません．真皮縫合では，真皮の最下層同士を軽く縫合します．その後，皮膚に炎症反応がほとんど生じない 6-0 ポリプロピレン糸やナイロン糸（Prolene® や Ethilon®）などの非吸収糸で表面縫合を行います．表皮から真皮の最上層のみに針を通し，軽く表面を合わせる程度で十分です．ダーマボンド®などの縫合用接着剤は，創面の段差をぴったり合わせるには技術を要し，縫合面に接着剤が流入してしまうこともあるため注意を要します．ステープラーは縫合糸痕が残存することがあり，短期間で抜鉤しなければならず，さらにここから肥厚性瘢痕が生じることもあるので，できるだけ用いないようにすべきでしょう．

Q59 けがの後にできるケロイドを予防するには？

　傷が引っ張られることで，肥厚性瘢痕やケロイドができやすくなります．まず第一に注意すべきことは，傷を動かさないことです．たとえば，腹部の手術をして，切開・縫合した場合，普通は1～2週間すると傷が閉じて，医師も患者も傷が治ったと思いがちです．そこで体力を回復しようとして，腹筋をしたり運動したりするのですが，実は皮膚の表面は治っていても，真皮や皮下組織はまったく治っていないのです．真皮は皮膚が引っ張られたときに対抗できるように膠原線維で強度が保たれていますが，術後3ヵ月が経過してようやく従来の80％の強度に回復します．よって最低3ヵ月は傷を動かさ

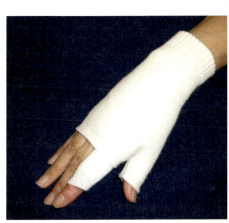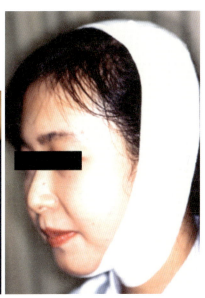

図1　肥厚性瘢痕・ケロイドを予防するための圧迫・固定・安静療法

ないようにしなければなりません．さらにサポーターや包帯，コルセット，チンキャップなどでの固定も有用です（図1）．ただし，顔の傷など，それほど力がかからない部位ではもともと真皮も薄いですし，回復に時間はかかりません．顔の傷などは1ヵ月程度のテーピングで十分ということになります．

　これは実は前述したメカノバイオロジー（Q41 参照）ととても密接に関連しています．傷が引っ張られることで，いろいろな細胞が物理的刺激を感受し，さまざまな反応が起こっていると考えられるのです．たとえば血管内皮細胞は，物理的刺激を受けることで血管新生が進む傾向があります．また線維芽細胞は物理的刺激を受けることで膠原線維をたくさん産生するようになります．この物理的刺激が毎日繰り返され炎症が持続・増強すると，肥厚性瘢痕やケロイドができるわけですが，血管がたくさんある，過剰に膠原線維が蓄積する瘢痕が生じるのです．このような力を過剰に感じている病的な瘢痕に対するメカノセラピーは，「傷にかかる物理的刺激をいかに減らすか」ということになります．すなわちメカノセラピーとは，治らない慢性潰瘍のような傷に対しては物理的刺激を加え，肥厚性瘢痕やケロイドのように過剰に物理的刺激を感じている傷に対しては物理的刺激を減らす，そういう治療になるわけです．すなわち物理的環境を整える治療といえるでしょう．

Q60 術後のテープの貼り方は？

　術後のテープ固定は，単に創の哆開を予防するためではなく，日々の皮膚の動きによってかかる張力を減ずるために行うものと認識するとよいでしょう．

　たとえば，腹部は腹直筋の線維は縦方向で，立ったり座ったりすると腹部は縦方向に伸縮運動します．よってそれに対抗するようにテープは上下方向に貼ります．たとえば横切開の帝王切開の場合は傷が開かない方向に細かくテープを切って貼ると，傷にかかる力に抵抗するテープの向きと一致します．しかし腹部正中切開の場合，傷が開かない方向に細かくテープを切って貼ると，横方向にテープを貼ることになり，傷にかかる力に抵抗するテープの向きと一致しません．そのため，傷あとにおける肥厚性瘢痕・ケロイドの予防という観点からは不十分なのです．よって，腹部正中切開すなわち縦の切開でも，テープは縦に貼るとよいでしょう（図1）．

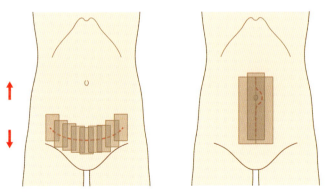

図1　テープは傷が開かない方向に止めるのではなく，傷が引っ張られる方向に抵抗するように貼る

たとえば胸部は大胸筋によって水平方向に張力がかかるため，横方向にテープを貼るべきでしょう．胸部正中切開の場合は，傷が開かないようにテープを貼ると，傷にかかる力に抵抗するテープの向きと一致します．しかし胸部を横切開した場合でも，テープは横に貼るべきなのです．膝は関節の可動方向に沿って縦にテープを貼るのがよいでしょう．

　このようなテープを貼る向きを考えなくてよい，縦にも横にも伸びない傷あとを固定するためのテープ（アトファイン™）も開発されています（**Q61参照**）．

Q61 術後に貼るテープの種類は？

　術後に貼るテープには，紙テープやシリコーンテープ，またシリコーンジェルシートやポリエチレンジェルシートなどが使えます．
　紙テープの場合，色が肌色のテープ［ニチバンサージカルテープ・ハダ（図1a）や，3M™マイクロポア™スキントーンサージカルテープなど］は目立たず，使いやすいという利点があります．またニチバン社製アトファイン™（図1b）は縦にも横にも伸びないテープなので，前述した傷あとの向き（Q60参照）を考えずに貼れる利点があります．一方，これらは紙テープなので，貼ったり剥がしたりを繰り返すと角質がとれ，そしてびらんになってしまうことがあります．よって傷あとを紙テープでケアする場合，数日は貼りっぱなしにするのがコツです．風呂に入っても剥がれなければそのままで大丈夫です．少し痒みが出たら紙テープの上からリンデロン®-VG軟膏などの副腎皮質ステロイドの軟膏を少量塗れば，皮膚に到達して改善します．ただし，暑い夏場は汗をかいて汚れますので長期間貼れないこともあります．
　紙テープよりもやや高価ではありますが，シリコーンテープも使えます．メピタック®（図1c）や，3M™やさしくはがせるシリコーンテープなどがあります．これらは紙テープに比べて皮膚障害が起こる可能性がたいへん低く，使いやすいです．これらは薬剤を通しませんので，上から薬は塗れませんが，あまり汗をかかない状況では剥がれるまで貼りっぱなしで大丈夫です．
　また，ジェルシートを使用する方法もあります．シリコーンジェルシートとやや安価なポリエチレンジェルシートがあります．ジェルシートは風呂に入るたびに剥がして一緒に洗うとまた粘着力が戻りますので，繰り返し使用できます．安価なものは粘着力がなくなるまでの時間が短いです．ジェルシートの欠点は関節部などでは剥がれやすいということで，そのような場合はサポーターやニーブレース，包帯などで補強する必要があるでしょう．
　傷あとに外力を加えない，日常動作に伴って引っ張られないようにすると

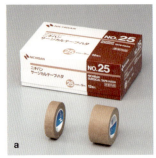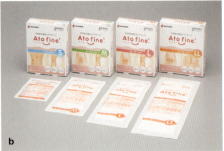
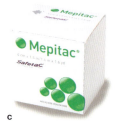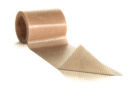

図1 傷あとケアに使用するテープ
a, b) 紙テープ（提供：ニチバン株式会社）
c) シリコーンテープ（提供：メンリッケヘルスケア株式会社）

いう目的では紙テープを重ね貼りしたり，伸びないアトファイン™でがっちり止めるのがよいかもしれません．3～6ヵ月間，長く無理なくテープを貼ってもらうにはシリコーンテープが優れています．腹部手術後に，傷あとがズボンで擦れるといった外的刺激の予防では厚みのあるジェルシートが優れています．どれも一長一短ですので，ケースバイケースで合ったものをすすめるのがよいと思います．

そして，どうしても注意していただきたいのは，肥厚性瘢痕・ケロイドの発症をすぐにみつけるということです．術後テープやジェルシート固定をして傷が落ち着いているようにみえても，皮膚の下の真皮ではまだ創傷治癒過程が継続しています．このときにまだ炎症があると，術後2～3ヵ月で創部が赤く少し隆起してきます．このときすぐに後述する副腎皮質ステロイドのテープ（ドレニゾン®テープやエクラー®プラスター）に変更する必要があるのです（**Q68 参照**）．

Q62 ケロイドは治療できる？

　ケロイドは長い間，手術してはいけないといわれてきました．ケロイドを切って縫合すると，少し長い傷あとができます．そこからケロイドが再発するので，さらに大きなケロイドができてしまうからです．しかし形成外科的な切開・縫合を行い，術後に適切な線量の放射線を照射することで，再発が予防できるようになりました（図1）．

　また，副腎皮質ステロイドテープ剤の使い方も進歩してきました．2種類の強さのテープを使い分けます．特にエクラー® プラスターは効果が高く，多くのケロイドが手術しなくても治癒するようになってきました．さらには，飲み薬やレーザー治療，傷あとを目立たなくさせるためのメイクアップ

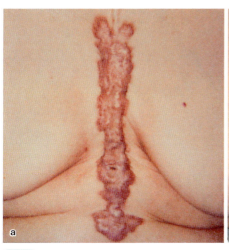
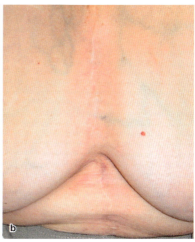

図1　手術および術後放射線治療で治癒した胸部のケロイド
a）治療前
b）術後4年

の治療などいろいろな手段を駆使して，患者の傷あとの悩みを解消することができるようになってきました．

特に認識していただきたいのは，ケロイドは見た目だけでなく，時には痛くて眠れないといったとても不快な症状があり，実際はこれらを改善したいと思っている患者が大多数なのです．

傷あとで悩む患者がいたら，傷あとの治療を専門に行っている形成外科の病院をご紹介いただくとよろしいかと思います．

Q63 ケロイドに対する手術とは？

　肥厚性瘢痕やケロイドは，手術しない方法で軽快する場合も多いですが，引きつれ（瘢痕拘縮）の原因になったり，目立つ場所で醜状が問題となれば，手術の適応となります（図1）．しかし，今までは炎症の強いケロイドに関しては安易に手術してはならないとされてきました．なぜならば，ケロイドは再発しやすいため，単に手術するだけでは前より大きなものになってしまうことがあるためです．今でもそのような考えの医師は多いですが，形成外科では，できる限り再発しないような縫い方の工夫をし，さらに術後の放射線治療を行って，完治させることができるようになりました．

　縫合法は前述しました（Q45 参照）．大きなケロイドではすべて切除しないで，炎症の強い部分だけ，あるいは表皮嚢腫など炎症の原因がある部分だけを切除したりするくり抜き法を行うこともあります．また耳垂では楔状切

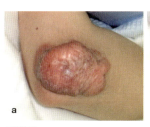 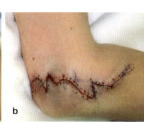 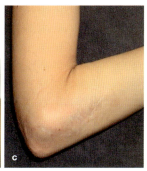

図1　手術（Z形成術）および術後放射線治療で治癒した肘のケロイド
a）治療前
b）手術直後
c）術後2年

除，前胸部など力のかかるところではZ形成術を行ったり，皮弁手術を行ったりすることもあります．

　炎症が軽度の場合（主として肥厚性瘢痕）は，術後にテープ固定や副腎皮質ステロイドテープ剤を使用することによって再発を予防します（**Q68 参照**）．しかし，炎症の強いケロイドは単に手術をするだけでは不十分で，術後に放射線治療を行います．放射線治療の効果は血管新生を抑え，過剰な炎症を抑制する効果があると考えられています．ただし，放射線を当てすぎれば，正常組織がダメージを受けて，発がんのリスクが上昇します．放射線を怖がって線量が足りなくても手術が無駄になります．さらに，炎症の結果生じている肥厚性瘢痕・ケロイドを腫瘍と考えてしまうと放射線治療の方法が変わり，効果が得られないことがあります．よって，適切な照射線量や照射方法を放射線治療の専門医と相談しながら施行します．最近のケロイド治療における放射線治療は進歩していますので，発がんのリスクは最小限に抑えることができています．

Q64 ケロイドに対する放射線治療とは？

　ケロイドや肥厚性瘢痕に対する放射線治療は，1895年にX線が発見された直後から経験的に行われています．100年間の歴史を通して，その治療効果も認知されています．現在は，ケロイドそのものに放射線を照射して治療する「放射線一次治療（primary radiation therapy）」と，術後に再発予防目的で使用する「術後放射線併用療法（post-operative adjuvant radiation therapy）」の2通りの治療法が世界的に行われています．

　放射線一次治療に関しては一定の効果が認められているものの，厚みのあるケロイドに対しては照射線量を上げないといけないという点と，またケロイドの色調や隆起は改善しますが，その形状のまま白い成熟瘢痕となるため，整容的結果はあまり良好とはいえないのが欠点です（図1）．一方，術後放射線併用療法に関して，術後電子線照射は保険適用とされており，全国で幅広く行われています．

　術後の放射線治療では，従来は術直後に開始すべきとされていましたが，近年では必ずしも術直後からの照射は必要ないとの報告もあります．術後2～3日以内に照射を開始するのが一般的です．

　多くの研究者は，ケロイドの本体は線維芽細胞が出す膠原線維であり，線維芽細胞の働きを抑制するのが放射線治療であると考えていますが，筆者はその効果は血管新生の抑制であると考えています．血管腫や動静脈奇形に対して放射線治療が有効なこと，また毛細血管はリンパ組織や骨髄，粘膜などに次いで放射線感受性の高い組織であることからも推察できます．まだ放射線治療の効果は明確にはわかっていないのが現状です．

　ケロイド切除後48時間以内に照射をする場合，生物学的効果の目安として，生物学的等価線量（biological effective dose：BED）を考える必要がありますが，30 Gyで有意に再発率を低下させうるとされています．BEDは，

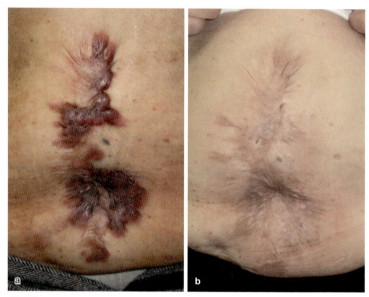

図1 放射線を照射して治癒した腹部のケロイド
a）治療前
b）治療終了後18ヵ月

1回線量×照射回数×[1＋1回線量/($α/β$値)]と計算されますが，一般に急性期反応組織やがん細胞では$α/β$値は10程度と考えられており，ケロイドでは10として計算することが多いようです．よってBEDは，1回線量×照射回数×(1＋1回線量/10)と計算され，BED 30 Gyは20 Gy/4分割/4日間に相当します．筆者は，前胸部，肩甲部，恥骨上部に対してはBED 30 Gy（20 Gy/4分割/4日間），耳垂はBED 15 Gy（10 Gy/2分割/2日間），その他の部位にはBED 22.5 Gy（15 Gy/3分割/3日間）を用いるという部位別に照射方法を変えるプロトコルを用いた電子線治療で良好な結果を得てきました．最近では密封小線源による高線量率表在照射（high-dose-rate superficial brachytherapy：HDR-SB）も行うことがあります．線種の違いによる効果の研究は今後の課題です．

Q65 瘢痕拘縮の治療には何がある？

　「瘢痕拘縮」は，肥厚性瘢痕やケロイドが関節部や首など皮膚が引っ張られる場所にできた場合に，治療しないで放っておいた場合，また効果の少ない治療を続けた結果，引きつれができてしまった状態です．瘢痕拘縮を生じてしまうと軟らかくなるまで相当な時間がかかりますので，手術をすることも考えねばなりません．早めに効果的な治療を行っていくことが大切です．

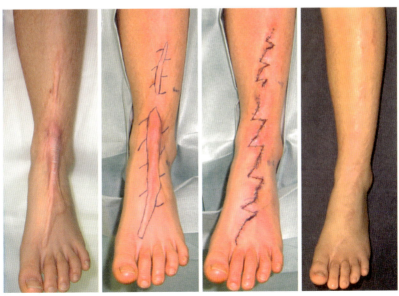

図1　瘢痕拘縮に対するZ形成術と術後1年半の状態

1. 手術しない方法

　軽度の引きつれであれば，ステロイドのテープ（ドレニゾン® テープやエクラー® プラスター）や，注射（ケナコルト-A®）で改善させることが可能です．特にエクラー® プラスターの効果は高く，皮膚が厚い大人にはたいへん有効です．皮膚の薄い小児や高齢者にはドレニゾン® テープでも十分な効果が得られます．かぶれを生じなければ長く使用することで瘢痕拘縮が改善します．

2. 手術する方法

　「瘢痕拘縮」は，関節部や首など皮膚が引っ張られる場所にできるので，引っ張られる方向に力がかからないように，向きを変えたり，ジグザグに縫ったりして（Z 形成術や W 形成術）引きつれを解除します（瘢痕拘縮形成術）（図1）．時には近くの皮膚をパズルのように切って組み合わせる，局所皮弁術が用いられることもあります．

Q66 ケロイドに効く飲み薬には何がある？

　飲み薬ではトラニラスト（リザベン®）が有効であるとされています．これは抗アレルギー薬であり，肥厚性瘢痕やケロイドの組織中にある各種炎症細胞が出す化学伝達物質を抑制することにより，痒みをはじめとする自覚症状を抑え，さらには病変自体を沈静化させると考えられているものです．また漢方薬の柴苓湯が使われることもあります．これらの効果は強くないので，他の治療法と合わせて用いられます（図1）．

　一方，痒みが強く見た目にも赤い全身にケロイドがある場合，体の炎症反応が強くなっていると考えられます．このような場合，少量の副腎皮質ステロイドが含まれているセレスタミン®配合錠を3ヵ月程度内服すると少しずつ痒みが治まってくることがあります．それでも変化がない場合はプレドニン®錠5 mgを内服するとさらに3ヵ月程度で改善してくる場合が多いです．しかし，副腎皮質ステロイドは妊娠に影響が出る可能性もあり，また高齢者では骨粗鬆症や白内障，緑内障の悪化といった副作用を懸念しなければなりません．専門医とよく相談して治療にあたる必要があります．

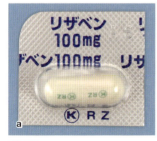
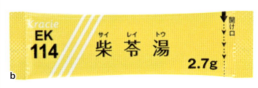

図1　肥厚性瘢痕・ケロイドの予防・治療に使われる内服薬
　a）リザベン（提供：キッセイ薬品工業株式会社）
　b）柴苓湯（提供：クラシエ薬品株式会社）

Q67 ケロイドに効く塗り薬には何がある？

　塗り薬として効果のあるものにはいくつかあります．まずは炎症を抑える目的での，アンテベート®やリンデロン®-V軟膏をはじめとする副腎皮質ステロイドの軟膏・クリームです（図1）．副腎皮質ステロイドの外用剤は，血管収縮作用や臨床上の効果で五段階の強さに分類されます［Ⅰ群（strongest），Ⅱ群（very strong），Ⅲ群（strong），Ⅳ群（mild），Ⅴ群（weak）］．症状に合わせて適宜使用します．後述しますが（Q68参照）副腎皮質ステロイドのテープ剤と同じ程度の効果を得るには，1日4回くらい塗らねばならず，た

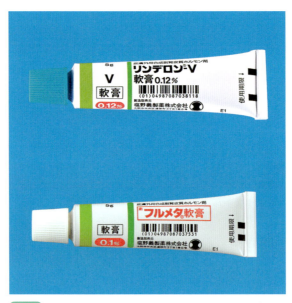

図1　肥厚性瘢痕・ケロイドの予防・治療に使われる塗り薬
（提供：塩野義製薬株式会社）

いへんな手間がかかります．また，肥厚性瘢痕やケロイド以外の正常皮膚にもどうしても軟膏やクリームがついてしまいますので，副腎皮質ステロイドテープ剤に比べて使いにくいです．

　一方，痒みなどの症状はほとんどなく傷あとが赤いだけのような場合，非ステロイド抗炎症薬（スタデルム®）やヘパリン類似物質であるヒルドイド®，ビーソフテン®の軟膏・クリーム・スプレー・ローションなどが使用できます．炎症が軽度な肥厚性瘢痕や治りかけのケロイドはこれらの外用剤だけで治癒する可能性がありますが，炎症の強い増大傾向のあるケロイドは塗り薬だけで治療することはむずかしいのが現状です．

Q68 ケロイドに効く貼り薬には何がある？

　ドレニゾン®テープとエクラー®プラスターがあります（図1）．副腎皮質ステロイドのテープ剤は，軟膏と比べてステロイドの吸収量が数倍となるため，一般的には強さが1〜2ランク上がると考えられます．

　ドレニゾン®テープは，製剤自体の強さはweakとされますが，テープではstrongになると考えられます．一方，エクラー®プラスターは，製剤自体はstrongと考えられているため，テープ剤になることによりstrongestクラスになると考えられます．すなわち，ドレニゾン®テープとエクラー®プラスターでは2ランク程度の強度の違いがあると考えられます．

　たとえばエクラー®プラスターのかわりにエクラー®軟膏を塗布することを考えると，エクラー®プラスター1枚分の面積（75 cm^2）に必要なエクラー®軟膏は，0.125 g（1FTU：0.5 gで300 cm^{2}を塗布できるとされるため）と考えられます．有効成分が0.3%ですので軟膏0.125 gは，375 μgの成分（デプロドンプロピオン酸エステル）を含んでいることとなります．これはテープ1枚の1/4の量であるため，24時間テープを貼るとして，理論的には1日に4回エクラー®軟膏を患部に塗布し，ポリウレタンフィルムなどで密閉療法（occlusive dressing technique：ODT）を行えば，エクラー®軟膏でもエクラー®プラスターと同じ効果が得られるという大まかな計算になりますが，手間がかかりますので，テープがいかに楽かおわかりでしょう．

　ドレニゾン®テープの場合は，軟膏で代用するならば，1日に4回，weakであるヒドロコルチゾンを含むオイラックス®H軟膏，またロコイド®などのmildの軟膏をODTするのと同様の効果が得られると考えられます．

　小児ではよほど厚みのある肥厚性瘢痕やケロイドでない限り，ドレニゾン®テープもしくはエクラー®プラスターで治療できる可能性があります．前胸部など張力がかかり難治の部位は，エクラー®プラスターを第一選択と

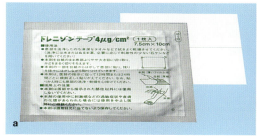
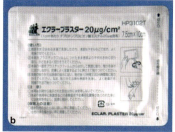

図1 肥厚性瘢痕・ケロイドの予防・治療に使われる貼り薬
a) フルドロキシコルチド製剤（ドレニゾン®テープ）［提供：帝國製薬株式会社］
b) デプロドンプロピオン酸エステル製剤（エクラー®プラスター）［提供：久光製薬株式会社］

すべきでしょう．成人においては，エクラー®プラスターを第一選択とすべきであり，隆起や赤さが軽減してきたら，ドレニゾン®テープに変更し，徐々に貼付時間を漸減していくとよいと思います．

一方，副腎皮質ステロイドテープ剤の使用で問題となりやすいのは接触皮膚炎です．それぞれの薬剤の添付文書には，ドレニゾン®テープの接触皮膚炎の発生頻度が16.7％に対して，エクラー®プラスターは0.55％と記載されていますが，これは実際の臨床でもほぼ同じ印象です．接触皮膚炎発症率はエクラー®プラスターのほうが優位に少ないです．

接触皮膚炎には刺激性接触皮膚炎とアレルギー性接触皮膚炎がありますが，前者は貼り替えの頻度を減らす，貼付時間を減らすことである程度軽減できる可能性があります．具体的には24時間ごとに貼り替えるのを48時間ごとにする，あるいは夜間のみ貼付する，1日貼付して次の日は軟膏を使用する，といった方法が考えられます．エクラー®プラスターの場合は，軽度の接触皮膚炎は副腎皮質ステロイドの薬効で抑えてしまう印象があり，これが添付文書にもある低い接触皮膚炎発症頻度の原因である可能性があるでしょう．しかし，アレルギー性接触皮膚炎は使用開始から1～3ヵ月してから発症することが多いように思われ，臨床的には強い掻痒を生じ，皮膚が鮮紅色となります．このような場合には，テープの継続使用が困難となりますので，軟膏に変更したりしなければなりません．

Q69 ケロイドに効く注射とは？

　副腎皮質ステロイド（ケナコルト-A®）を注射します（図1）．毛細血管拡張や周囲の皮膚の菲薄化は使用を中止することにより改善します．痤瘡の悪化や女性では生理不順を生じる可能性があるため，1回の量は5〜10 mgにとどめ，注射後の疼痛を減弱する目的で，アドレナリン添加リドカインなどの局所麻酔薬で希釈して用いるとよいでしょう．麻酔テープを併用したり，できるだけ細い針（30 G）を使うことも疼痛の軽減に有効です．緑内障や白内障を有する患者には禁忌となります．

　ケロイドの硬い部分に注射しても薬液が入らないだけではなく，圧に伴う疼痛を生じるため，ケロイドと正常皮膚の境界部分からケロイドの真下あたりを狙うように無理なく少量注入するのがコツです．あまり針の角度を急にすると，脂肪層のみに注入されて陥凹することがあるので注意します．

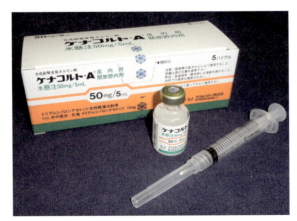

図1　ケナコルト-A®

よく，ケナコルト-A®の注射は痛いとインターネットでも記載がありますが，上述したような工夫をすることで，驚くほど痛みがなく注射できるようになります．ケロイドに注射をするときは，皮膚の下でケロイドの線維の塊がどのように存在しているか考え，比較的軟らかい部分に注射する想像力が必要となるのです．ケロイドの手術をする機会がある医師は断面を実際にみることが多々ありますのでむずかしくないと思いますが，ケロイドを手術する機会の少ない医師は，一度エコーでみながら，ケロイドの最下層に注射してみられることをおすすめします．

Q70 傷あとにレーザー治療ができる？

　傷あとに使うレーザーは，現在のところ健康保険を適用することはできません．

　まず肥厚性瘢痕やケロイドの治療に使われるレーザーは，主として血管作動性レーザー（色素レーザーやNd：YAGレーザー）となります（図1）．肥厚性瘢痕やケロイド内の血管を破壊することを目的としています．盛り上がりが軽度の肥厚性瘢痕やケロイドには試してみてもよいでしょう．真皮網状

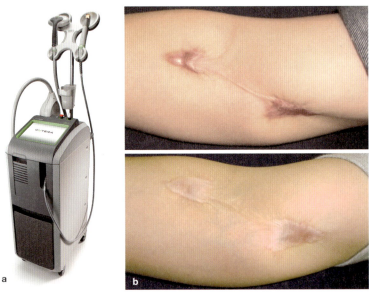

図1 ロングパルスNd：YAGレーザー
a）ロングパルスNd：YAGレーザー（提供：キュテラ社）
b）ロングパルスNd：YAGレーザーで治療した肘のケロイド

層に到達する 1,064 nm ロングパルス Nd：YAG レーザーは，浅いところしか照射できない色素レーザーより有用である印象があります．炎症の強いケロイドには効果が少ないです．

一方，ケロイド自体を削り取ってしまう CO_2 レーザーは，新たな傷を作って余計ケロイドを悪化させることがあるので，使用すべきではありません．

炎症がとれてしまった成熟瘢痕，すなわち単なる傷あとに使われるレーザーはフラクショナルレーザーとなります．細かい傷を作って，皮膚の再生を促すようなイメージです．凹凸の目立つ瘢痕などがなだらかになります．痤瘡後の凹凸のある肌質の改善などはよい適応です．

Q71 傷あとのメイクアップ治療とは？

　たとえば顔に大きな傷ができたり，目立つ傷あとがあったりすれば，人前に出にくくなります．患者としては，人に会うたびに「どうしたの？」といわれるのが恐ろしくなって，うつ状態になってしまうこともあるわけです．毎日鏡をみるたびに，その傷が気になります．顔や手など露出部の傷あとは，心の問題に直結します．

　傷の治療には時間がかかるもので，目立たなくなるまでに数年くらいかかることもあります．その間，患者の精神的苦痛は大きいもので，そういうと

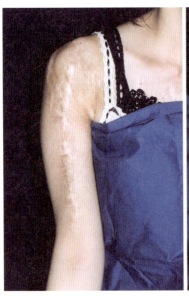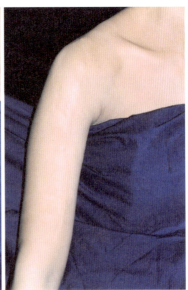

図1　リハビリメイク®の施行前と施行後

きにメイクアップ治療が大きな役割を果たします．リハビリメイク®という特殊なメイクをすることで，傷あとをほとんどわからなくすることが可能です（図1）．このような治療をメイクアップセラピーといいますが，筆者の病院でもメイクアップセラピストと一緒に，このような外来を行い，患者の精神的な治療も行っています．傷を治す医師は傷だけみるのではなく，患者の心もみる必要があるのです．

　公益社団法人顔と心と体研究会は，メンタルメイクセラピスト®制度を発足させました．これによって認定されたメンタルメイクセラピスト®が多くの病院で活躍する日がくることを期待しています．

Q72 見た目が問題な傷あと（醜状瘢痕）の治療には何がある？

1. 治療の考え方

瘢痕拘縮のような引きつれがなく，肥厚性瘢痕やケロイドのような炎症もない，あるいは時間が経って炎症が消失した，肌色〜白色の瘢痕は「成熟瘢痕」です．普通の皮膚とは質感が異なり，単に見た目が問題となる場合が多いものです．たとえばリストカットや根性焼きのやけどなどの傷あとが残っている状態です．これらは見た目の問題であるため，健康保険を適用して治療できないものが多くなります．特に目立つ成熟瘢痕を醜状瘢痕といいます．

2. 手術

瘢痕を切除して縫合してしまう方法ができます．しかし，面積が広い傷などは縫い縮めることで周囲の皮膚がきつくなりますので，切除できる大きさには限界があります．大きな傷あとの場合は，周囲の皮膚の下にエキスパンダーという風船を入れて，皮膚の面積を増やす方法があります．1回目の手術でエキスパンダーを皮下に入れ，1〜2週間に1回，病院で生理食塩水を風船に入れて膨らませていき，3ヵ月くらいしてから2回目の手術を行います．正常皮膚の面積が大きくなっていますので，普通に切除しただけでは縫えない傷も縫えるようになります．

術後は肥厚性瘢痕になる傾向が強くなりますので，抜糸した後もシリコーンテープやジェルシートで固定したり，ステロイドのテープを用いることで炎症を消失させることが大切です．

3. レーザー

皮膚に細かい穴を開けて皮膚の再生を促す，フラクショナルレーザーが使

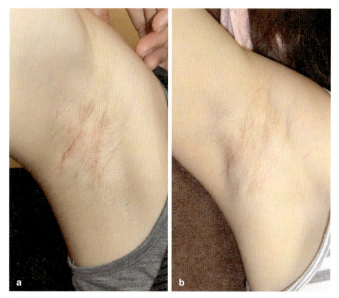

図1 フラクショナルレーザーによる腋窩の傷あと治療
a）治療前
b）6回治療後

用できる場合があります（図1）．手術ではこれ以上改善させるのがむずかしいと考えられる傷が適応となります．傷を完全に消すことはできませんが，目立たなくできる可能性があります．普通は1～2ヵ月に一度レーザーを当て，複数回照射すると効果が出ます．レーザーを当てた後，しばらく直射日光を避けなければなりません．

4．メイクアップセラピー（Q71 参照）

　傷あとに特殊なメイクアップをすることができます（リハビリメイク®）．わずかな凹凸のある傷には極薄テープを貼り，その上からファンデーションを塗布することで，見た目が改善します．単に見た目が改善するだけでなく，目立つ場所の傷がいつでも隠せるという自信をもつことができ，人前に出ることが嫌でなくなります．精神的療法の一つと考えることもできます．

Q73 これからも傷の新しい薬や機器が開発される？

　傷を治す薬や機器の開発は日進月歩です．筆者も新しい薬や機器を開発すべく研究を行っていますが，患者や病気といった「現象」だけをみている医師だけが討論しても，研究開発は進みません．病気の細胞・分子メカニズムを研究している研究者，また薬学，工学の研究者などが一緒になって研究することが大切です．医工連携とか医薬連携，そして産学連携といった言葉が使われます．さらに海外の研究者とも連携し，国際連携を行っています．大学病院などでは，このような研究が日夜行われているのです（図1）．いつか，傷ができてもこの薬を塗っておけばきれいに皮膚が再生する，またこの機械をつけておけばきれいに傷が治る，という薬や機器を開発できるように努力しています．

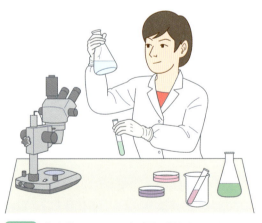

図1　傷を治すための研究が日々行われている

索引

和文

あ

亜鉛華軟膏　73
亜鉛欠乏　80
赤チン　38
アクアセル® AgBURN　76
アクアセル® Ag フォーム　76
アクトシン® 軟膏　74
アダプティック®　76
アトファイン™　139
アドレナリン　56
アナフィラキシーショック　55
アブソキュア® ウンド　76
アブソキュア® サジカル　76
アミノ酸　80
アルギニン　80
アルギン酸塩　78
アルコール依存　80
アルジサイト® Ag　76
α-平滑筋アクチン（α-SMA）　19
アレルギー　55
アレルギー性接触皮膚炎　153
アンテベート®　150

い

医工連携　162
イソジン®　38, 40, 42
イソジン® ゲル軟膏　73
イソジン® スクラブ　39
一塩基多型（SNP）　113, 118
一次治癒　22
Ⅰ度熱傷　63
一卵性双生児　107
遺伝　118
遺伝的因子　113
異物除去　97
医薬連携　162
陰圧治療　96
陰圧閉鎖療法（NPWT）　82, 84
飲酒　117
インテグラ®　76
イントラサイト® ジェル　76
院内感染　33
インプラント　105

う

ウイルス　11
ウエルパス®　38
うっ血　51
うつ状態　158
膿　2
ウルゴチュール®　76
ウルゴチュール® アブソーブ　76
運動　117

え

栄養状態　31
エキスパンダー　160
エキスパンダー手術　93
液体窒素療法　59
エクラー®　152
エクラー® プラスター　140, 141, 152

壊死性筋膜炎　　4
壊死組織　　26
エスアイエイド®・メッシュ　　76
エストロゲン　　115
塩化ベンザルコニウム　　38
塩化ベンゼトニウム　　38
塩基性線維芽細胞増殖因子（bFGF）　　72, 74
炎症期　　18
炎症性サイトカイン　　113

お

オーグメンチン®　　53
オスバン®　　38
汚染創　　11
オプサイト®　　76, 79
オロナイン® H 軟膏　　38
温浴　　61

か

介護保険　　42
開放創　　2
顔と心と体研究会　　159
かさぶた　　49
ガス壊疽　　4, 94
ガス交換　　96
カデックス® 軟膏　　73
噛み傷　　6
紙テープ　　139
カルトスタット®　　76
がん　　9
眼窩底骨折　　7
肝疾患　　80
感染創　　11

乾燥　　49
肝臓　　23
漢方薬　　149
顔面移植　　107
顔面骨骨折　　7

き

キズパワーパッド™　　79
キチン　　78
偽閉経療法　　115
逆性石鹸　　38
急性創傷　　2
急速解凍　　61
頬骨骨折　　7
局所的因子　　113
局所皮弁術　　99, 148
虚血　　51
金属アレルギー　　125
巾着縫合　　100
筋膜縫合　　100

く

屈筋腱　　51
クラゲ　　55
グラニュゲル®　　76
クラビット®　　54
くり抜き法　　143
グルタミン　　80
クロルヘキシジングルコン酸塩　　38

け

形成外科　　103
形成外科医　　104

血液凝固期　18
血液凝固第XIII因子欠乏症　80
血管炎　30
血管透過性　27
血管内皮機能　27
血管内皮細胞増殖因子（VEGF）　19
血管内皮前駆細胞（EPC）　17
楔状切除　143
血小板　17
血小板由来増殖因子（PDGF）　18
結節縫合　134
ケナコルト-A®　154
ゲーベン® クリーム　73
ケロイド　110, 122
ケロイド手術　143
ケロイド体質　110, 115
ケロイド予防　135
ゲンタシン® 軟膏　73
ゲンタマイシン硫酸塩軟膏　54

こ

抗アレルギー薬　80, 149
口蓋裂　103
交感神経ブロック　61
高気圧酸素治療　94, 96
高血圧　29, 113, 116
高血糖状態　28
膠原線維　19, 122
高脂血症　29
合指症　103
高線量率表在照射　146
抗ヒスタミン薬　80
高齢者　31
国際連携　162
骨延長術　93

コラーゲン　19
コルセット　136
ゴールデンタイム　2
コレステロール　29
根性焼き　160

さ

細菌　4, 11
再建　98
再建外科　103
再構築期　18
再生　21
再生医療　24
再接着　104
サイトカインストーム　116
細胞外多糖（EPS）　11
柴苓湯　149
痤瘡　110
サプリメント　80
サポーター　136, 139
サワシリン®　53
産学連携　162
三次治癒　22
三層縫合　100
III度熱傷　64

し

次亜塩素酸ナトリウム　38
自家遊離組織移植　104
色素レーザー　156
子宮筋腫　115
子宮内膜症　115
刺激性接触皮膚炎　153
思春期　115

指神経ブロック注射　52
刺創　2, 6
持続的吸引　83
湿潤環境　25
湿潤療法　45, 46
しもやけ　57
周期的吸引　83
醜状瘢痕　160
重力　91
手術部位感染（SSI）　13, 15
術後放射線治療　143
術後放射線併用療法　145
硝子化　122
小耳症　103
消毒　36
上皮増殖因子（EGF）　18
静脈還流　51
褥瘡　31
植皮　98
食品用ラップ　44
女性ホルモン　115
シリコーンジェルシート　139
シリコーンテープ　139
真菌　11
伸筋腱　51
真菌症　124
深筋膜　101, 130
神経伝達物質　28
人工真皮　76
人種差　124
親水性　83
新鮮創傷　2
浸透圧　91
深Ⅱ度熱傷　64
真皮結節　122
真皮縫合　100

真皮網状層　112
深部 SSI　14
唇裂　103

す

膵疾患　80
ステープラー　102, 134
ステロイド注射　154
ステロイドテープ　152
ステロイド軟膏　74
スルファジアジン銀　73

せ

生活習慣　117
生活の質（QOL）　104
成熟瘢痕　110, 160
精神的療法　161
静水圧　91
生体腎移植手術　107
生物学的等価線量（BED）　145
性ホルモン　113
脊髄損傷　31
切開線　131
切開排膿　2, 97
接触皮膚炎　73, 153
切創　2
接着剤　52
セレスタミン® 配合錠　149
セロトニン　18
線維芽細胞増殖因子（FGF）　19
浅筋膜　101, 130
全身的因子　113
全層皮膚移植術　98
せん断応力　91

浅Ⅱ度熱傷　63

そ

創汚染　12
創感染　12
臓器移植　107
早期診断　118
臓器・体腔 SSI　14
早期治療　118
創傷・オストミー・失禁（WOC）看護師
　認定制度　42
創傷外科医　104
創傷被覆材　44
増殖期　18
創底環境調整（WBP）　26, 47
疎水性　83
ソーブサン®　76

た

ダイエット　80
体質　113
多血小板血漿（PRP）　17
多剤耐性アシネトバクター（MDRA）
　34
多剤耐性緑膿菌（MDRP）　34
ダーマボンド®　102, 134
タンク　94
蛋白質　80

ち

治癒　21
中性脂肪　29
張力　91, 113

チンキャップ　136

て

帝王切開　111
低汚染創　11
定着創　11
テガダーム™　76, 79
デキストラノマー　78
デグロービング損傷　6
テーピング　136
テープの貼り方　137
デブリサン®　76
デブリードマン　26, 97
デプロドンプロピオン酸エステル
　152
デプロドンプロピオン酸エステル製剤
　153
デュオアクティブ® CGF　76
デュオアクティブ® ET　76, 79
テルダーミス®　76
デルモベート® 軟膏　73
電子線照射　145

と

同種移植　107
同種顔面移植　107
凍傷　57, 59, 61, 65
凍瘡　57
糖尿病　29
動物咬傷　53
トキシックショック症候群（TSS）
　69
特定保険医療材料　76
棘付き縫合糸　133

トラニラスト　149
トランスフォーミング増殖因子（TGF-β）　18
トレックス®　76
ドレニゾン®　152
ドレニゾン® テープ　140, 152
トロンボキサン　18

な

ナイロン糸　102, 134

に

肉腫　9
二次治癒　22
ニチバンサージカルテープ・ハダ　139
ニーブレース　139
日本褥瘡学会　32, 42
入浴　117
妊娠　115

ね

熱傷　57, 65, 67

の

脳挫傷　7

は

バイアテン®　76
バイオフィルム　11
バイオヘッシブ® Ag　76

ハイドロコロイド　78
ハイドロサイト® AD ジェントル　76
ハイドロサイト® Ag　76
ハイドロサイト® 薄型　76
ハイドロサイト® プラス　76
ハイドロジェル　78
ハイドロファイバー　78
ハイドロポリマー　78
培養表皮　24
剥脱創　6
バーシバ® XC　76
白血球　19
白血球減少症　80
パーミエイド®　76, 79
バンコマイシン耐性腸球菌（VRE）　34
瘢痕・ケロイド治療研究会　120
瘢痕拘縮　111, 147
瘢痕拘縮形成術　148

ひ

ピアス　110, 125
皮下縫合　100
非吸収性フィラー　105
肥厚性瘢痕　110, 122
肥厚性瘢痕予防　135
非固着性ガーゼ　78
ヒスタミン　80
微生物　36
ビーソフテン®　151
ビタミン　80
ビタミン製剤　80
人食いバクテリア　4
ヒビテン®　38
皮膚移植術　98

皮膚縫合用テープ　52
皮弁　98
皮弁手術　144
日焼け　63
美容外科　103, 105
美容外科医　106
美容外科後遺症　106
表層 SSI　14
表皮囊腫　2, 125
表面縫合　100
ヒルドイド®　151

ふ

ファンデーション　161
フィブラスト® スプレー　74
フィブリノーゲン　18
フィブリン　18
フィラー　105
フィルムドレッシング　44, 75
フェノール　36
フォーム　84
不活性組織　16
副腎皮質ステロイド　150
副腎皮質ステロイドテープ剤　141
ブクラデシンナトリウム製剤　74
物理的環境　91
物理的刺激　91, 113
ブドウ球菌　34
フラクショナルレーザー　157, 160
ブラジキニン　19
プラナリア　23
フルドロキシコルチド製剤　153
プレドニン®　149
プロゲステロン　115

プロスタグランジン E_1（PGE_1）軟膏　61, 72
プロスタグランジン製剤　74
プロスタンディン® 軟膏　74
ブロメライン軟膏　73
分層皮膚移植術　98
粉瘤　125

へ

閉塞性動脈硬化症（ASO）　29
ペインクリニック　106
ヘキザック®　38
ベスキチン® F　76
ベスキチン® W　76
ベスキチン® W-A　76
ペースト　76
ベタジン　40
ベタダイン　40
ヘモグロビン　94
ペルナック®　76

ほ

蜂窩織炎　4
縫合糸痕　102, 134
放射線　9
放射線一次治療　145
放射線治療　144, 145
包帯　136, 139
ポケット　26
ポビドンヨード　38, 40, 42
ポリウレタンフィルム　78
ポリウレタンフォーム　78
ポリエチレンジェルシート　139
ポリグラクチン 910 糸　101, 133

ポリサージャリー 106
ポリジオキサノン糸 101, 133
ポリプロピレン糸 134

ま

マイクロサージャリー 103
マイクロポア™スキントーンサージカル
　テープ 139
マーキュロクロム液 38
膜構造 130
マクロゴール基剤 74
マスキン® 38
マッサージ 61
末梢神経 28
末梢動脈疾患（PAD） 30
慢性創傷 9
慢性閉塞性動脈疾患 9

み

密閉療法 44
ミネラル 80

め

メイクアップセラピー 159, 161
メイクアップセラピスト 159
メイクアップ治療 158
メカノセラピー 83, 136
メカノバイオロジー 83, 91
メチシリン耐性黄色ブドウ球菌（MRSA）
　34
メピテル® 76
メピレックス® 76
メピレックス® Ag 76
メピレックス® ボーダー 76
メピレックス® ライト 76
免疫抑制薬 107
メンタルメイクセラピスト® 159

も

毛包炎 125

ゆ

有棘縫合糸 101
遊離皮弁 104
遊離皮弁術 99
ユーパスタ軟膏 73

よ

陽圧治療 96
四層縫合 100

り

リザベン® 149
リステリア 37
リステリン® 37
リストカット 160
リハビリテーション 92
リハビリメイク® 159, 161
リモデリング期 20
緑膿菌 73
臨界的定着創 11
リンデロン®-VG 軟膏 74
リンデロン®-V 軟膏 150
リンパ液 91
リンパ管静脈吻合手術 104

リンパ浮腫　91

れ

連続縫合　134

ろ

ロコイド®軟膏　73
ロボミコーシス　124
ロングパルス Nd：YAG レーザー　157

わ

ワセリン　50

欧　文

A

α-SMA（α-smooth muscle actin）　19
ABThera™　87
ASO（arteriosclerosis obliterans）　29
A群溶血性連鎖球菌　4

B

BCG 注射　111
BED（biological effective dose）　145
bFGF（basic fibroblast growth factor）　72, 74
Buerger 病　30

C

CO_2 レーザー　157
CRP（C-reactive protein）　4
C 反応性蛋白（CRP）　4

D

Dakin 液　38
DESIGN-R®　32

E

EGF（epidermal growth factor）　18
EPC（endothelial progenitor cell）　17
EPS（extracellular polysaccharide）　11
Ethilon®　102, 134

F

FGF（fibroblast growth factor） 19
Fontaine 分類 30
Fournier 壊疽 4

I

iOn Healing™ 90
iOn Progress™ 90

J

JSW Scar Scale（JSS） 120

K

Koch, Robert 36

L

Listeria 37
Lister, Joseph 36

M

MDRA（multiple drug-resistant *Acinetobacter*） 34
MDRP（multiple drug-resistant *Pseudomonas aeruginosa*） 34
MRSA（methicillin-resistant *Staphylococcus aureus*） 34

N

Nd：YAG レーザー 156

NPWT（negative pressure wound therapy） 82, 84

P

PAD（peripheral arterial disease） 30
Pasteur, Louis 36
PDGF（platelet-derived growth factor） 18
PDS® Ⅱ 101, 133
PGE_1軟膏 61, 72
Prevena™ 89
Prolene® 102, 134
PRP（platelet-rich plasma） 17

Q

QOL（quality of life） 104

R

regeneration 21
RENASYS™ 89
repair 21
RSTL（relaxed skin tension line） 131

S

SNP（single nucleotide polymorphism） 113, 118
SSI（surgical site infection） 13, 15
Stratafix® 101, 134
SVED® 87

T

TGF-β（transforming growth factor-β） 18
TIME 25
TSS（toxic shock syndrome） 69

V

V. A. C.®（Vacuum Assited Closure®） 82
V. A. C. Ulta® 87
VEGF（vascular endothelial growth factor） 19
Vicryl® 101, 133

VRE（vancomycin-resistant *Enterococci*） 34

W

WBP（wound bed preparation） 26, 47
WOC（wound ostomy continence）看護師認定制度 42
W形成術 148

Z

Z形成術 144, 148

著者略歴

小川　令（おがわ　れい）

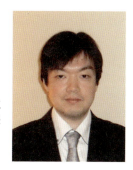

■ 経歴

東京都生まれ．
1999 年，日本医科大学医学部卒業．
2007 年から 2 年間，米国ハーバード大学形成外科 創傷治癒・組織工学研究室の客員研究員．2015 年から日本医科大学形成外科学教室主任教授．メカノバイオロジー・メカノセラピー研究室主宰．専門は創傷・熱傷・瘢痕・ケロイド治療．

■ 主な所属学会

日本形成外科学会（評議員・専門医），日本創傷外科学会（理事・専門医），日本熱傷学会（評議員・専門医），瘢痕・ケロイド治療研究会（代表理事），米国外科学会（ACS：フェロー），米国形成外科医師会（AAPS：会員），米国形成外科学会（ASPS：会員）

■ 趣味

ドラムス演奏，Acid Jazz 鑑賞，バドミントン，ペット飼育，マイル収集（自称マイラー），スタートレック（自称トレッキー），SF・サスペンス映画鑑賞，散歩，温泉

エキスパートが答える　Dr. 小川の傷や傷あと治療 Q&A

2019 年 4 月 25 日　発行

著　者　小川　令
発行者　小立鉦彦
発行所　株式会社　南江堂
　〒113-8410 東京都文京区本郷三丁目 42 番 6 号
　☎（出版）03-3811-7236　（営業）03-3811-7239
　ホームページ https://www.nankodo.co.jp/
　　　　　　　　印刷・製本　三報社印刷
　　　　　　　　装丁　渡邊真介

Treatment for Wounds and Scars：Q&A
© Nankodo Co., Ltd., 2019

定価はカバーに表示してあります．
落丁・乱丁の場合はお取り替えいたします．
ご意見・お問い合わせはホームページまでお寄せください．

Printed and Bound in Japan
ISBN978-4-524-25199-5

本書の無断複写を禁じます．
JCOPY〈出版者著作権管理機構　委託出版物〉

本書の無断複写は，著作権法上での例外を除き，禁じられています．複写される場合は，そのつど事前に，出版者著作権管理機構（TEL 03-5244-5088，FAX 03-5244-5089，e-mail: info@jcopy.or.jp）の許諾を得てください．

本書をスキャン，デジタルデータ化するなどの複製を無許諾で行う行為は，著作権法上での限られた例外（「私的使用のための複製」など）を除き禁じられています．大学，病院，企業などにおいて，内部的に業務上使用する目的で上記の行為を行うことは私的使用には該当せず違法です．また私的使用のためであっても，代行業者等の第三者に依頼して上記の行為を行うことは違法です．

〈関連図書のご案内〉　＊詳細は弊社ホームページをご覧下さい《www.nankodo.co.jp》

外科系医師が知っておくべき創傷治療のすべて
一般社団法人日本創傷外科学会　監修　　B5判・310頁　定価（本体10,000円＋税）　2017.4.

形成外科手術書 基礎編・実際編（改訂第5版）
鬼塚卓彌　著　　A4変型判・1,920頁　定価（本体70,000円＋税）　2018.5.

患者満足度ベストを目指す 非手術・低侵襲美容外科 形成外科学に基づいた考え方とテクニックの実際
高柳 進　編　　A4判・310頁　定価（本体17,000円＋税）　2016.4.

美容外科基本手術 適応と術式
酒井成身　編　　A4判・350頁　定価（本体25,000円＋税）　2008.4.

皮膚レーザー治療プロフェッショナル プロから学ぶ正しい知識と手技
渡辺晋一・岩崎泰政・葛西健一郎　編　　B5判・260頁　定価（本体12,000円＋税）　2013.10.

皮膚外用薬の選び方と使い方（改訂第4版）
西岡 清　著　　A5判・134頁　定価（本体2,500円＋税）　2009.4.

日常診療で必ず遭遇する皮膚疾患トップ20 攻略本
古川福実　編　　B5判・212頁　定価（本体5,500円＋税）　2013.3.

アトラス応急処置マニュアル（原書第9版増補版）
山本保博・黒川 顯　監訳　　A5判・286頁　定価（本体2,800円＋税）　2012.9.

実戦 外科診療ハンドブック
亀岡信悟　監修　　B6変型判・312頁　定価（本体4,200円＋税）　2015.4.

当直医実戦マニュアル（改訂第5版 増補版）
実戦マニュアル編集委員会　監修　　B6変型判・448頁　定価（本体4,900円＋税）　2014.4.

「なぜなんだろう？」を考える外科基本手技
稲葉 毅　著　　A5判・208頁　定価（本体3,200円＋税）　2018.10.

手術の道を究めるために 五輪書から学ぶ
生田義和　著　　A5判・174頁　定価（本体3,500円＋税）　2018.4.

外科学の原典への招待
國土典宏　編集主幹　　B5判・262頁　定価（本体5,000円＋税）　2015.4.

続・あなたのプレゼン 誰も聞いてませんよ！ とことんシンプルに作り込むスライドテクニック
渡部欣忍　著　　A5判・184頁　定価（本体2,800円＋税）　2017.10.

ポケットチューター 体表からわかる人体解剖学
大川 淳・秋田恵一　監訳　　新書判・280頁　定価（本体2,700円＋税）　2014.4.

今日の処方（改訂第6版）
浦部晶夫・島田和幸・川合眞一　編　　A5判・896頁　定価（本体6,500円＋税）　2019.3.

今日の治療薬2019 解説と便覧（年刊）
浦部晶夫・島田和幸・川合眞一　編　　B6判・1,472頁　定価（本体4,600円＋税）　2019.1.

定価は消費税率の変更によって変動いたします。消費税は別途加算されます。